SUSAN ALBERS

Tu nichts und werde schlank

Buddhas Weg zum Frieden mit dem Essen

W0296593

GOLDMANN
Lesen erleben

Buch

Manchmal essen wir wie von Sinnen, ein anderes Mal versuchen wir, die unbedingte Kontrolle über jedes Bröckchen Nahrung zu behalten, das wir zu uns nehmen. Aus dem Gleichgewicht, gelingt es uns nicht, uns angemessen zu ernähren.

Unser Essverhalten können wir nicht dadurch ändern, dass wir diszipliniert über das wachen, was auf unsere Gabel kommt, sondern nur durch die Zähmung unseres hungrigen Geistes. Der Weg zum achtsamen Essen gleicht dabei einer archäologischen Ausgrabung, bei der wir Schichten von Symptomen abtragen, um zur darunterliegenden Wahrheit vorzudringen.

Sanft, respektvoll und praktisch begleitet uns Susan Albers auf einer Reise nach Innen, um Lösungen für unsere eigenen Essstörungen zu finden. Dabei erschließt uns »Tu nichts und werde schlank« zugleich wesentliche spirituelle Dimensionen, die in unserem Verhältnis zum Essen so oft übersehen werden. Essstörungen können ein großer Lehrer sein, wenn wir nur innehalten und zuhören.

Autorin

Susan Albers, Psychotherapeutin in Cleveland mit dem Schwerpunkt Essverhalten und Essstörungen in all seinen Auswirkungen, hat bereits mehrere Bücher zum Thema veröffentlicht.

Susan Albers

Tu nichts und werde schlank

Buddhas Weg zum Frieden mit dem Essen

Aus dem amerikanischen Englisch
Von Nakine Konrad

GOLDMANN

Die amerikanische Originalausgabe erschien 2003 unter dem Titel »Eating mindfully – how to end mindless eating & enjoy a balanced relationship with food« bei New Harbinger Publications, Oakland, USA.
Die deutsche Erstausgabe erschien 2009 unter dem Titel »Ein Leben im Gleichgewicht. Buddhas Weg achtsamen Genießens« im Arbor Verlag, Freiamt.

Wichtiger Hinweis

Die Ratschläge zur Selbstbehandlung in diesem Buch sind von der Autorin und vom Verlag sorgfältig erwogen und geprüft. Dennoch kann eine Garantie nicht übernommen werden. Sie brauchen psychotherapeutische Hilfe, wenn Sie sich durch die Übungen von Emotionen und Erinnerungen überwältigt fühlen. Bei ernsthafteren und/oder länger anhaltenden Beschwerden sollten Sie auf jeden Fall einen Arzt oder einen Heilpraktiker Ihres Vertrauens zu Rate ziehen. Eine Haftung der Autoren und des Verlages für Personen-, Sach- und Vermögensschäden ist ausgeschlossen.

MIX
Papier aus verantwortungsvollen Quellen
FSC www.fsc.org FSC® C014496

Verlagsgruppe Random House FSC® N001967
Das für dieses Buch verwendete FSC®-zertifizierte Papier *München Super* liefert Arctic Paper Mochenwangen GmbH.

1. Auflage
Vollständige Taschenbuchausgabe Februar 2014

Umschlaggestaltung: UNO Werbeagentur, München
Umschlagmotiv: Getty Images
SSt · Herstellung: cb
Satz: EDV-Fotosatz Huber/Verlagsservice G. Pfeifer, Germering
Druck: GGP Media GmbH, Pößneck
Printed in Germany
ISBN 978-3-442-22041-0

www.goldmann-verlag.de

Bald nachdem ich angefangen hatte, als Therapeutin zu arbeiten, wurde mir deutlich, wie viel Leiden durch Hungern, Gewichtsprobleme und Essprobleme verursacht wird. Mit diesem Buch will ich versuchen weiteres Leiden verhindern zu helfen und denen Trost zu bieten, die schon davon betroffen sind. Aus diesem Grund widme ich es all jenen, die darum ringen, achtloses Essen zu überwinden.

Inhalt

Teil II
Achtsamkeit auf den Körper

Teil III
Achtsamkeit auf Gefühle

Einführung

Es ist sehr verbreitet und leicht, auf unkontrollierte, unbewusste und *achtlose* Weise zu essen. Wenn Sie je weitergegessen haben, obwohl Sie bereits satt waren, Kalorien gespart, obwohl Sie hungrig waren, oder Ihr Essverhalten von Schuldgefühlen lenken ließen, dann haben Sie achtlose Esserfahrung aus erster Hand. Lassen Sie uns das nun genauer betrachten. Zu entscheiden, was man isst, fällt nicht leicht. Es ist so tückisch, dass Essprobleme und die zwanghafte Beschäftigung mit dem eigenen Gewicht in den Vereinigten Staaten epidemische Ausmaße angenommen haben, und bei einem Großteil der Bevölkerung haben sie sogar ernsthafte Auswirkungen auf die Gesundheit zur Folge.

Was verwandelt eine alltägliche Handlung wie Essen in so eine überwältigende Belastung? Die Antwort darauf ist natürlich vielschichtig. Im Verlauf des Buchs kehren wir mit ein paar Antworten zu dieser Frage zurück. Doch hier ist das Ausschlaggebende: Eine kluge und gesunde Essenswahl wird dadurch ermöglicht, dass Körper und Geist zusammenarbeiten und deutlich machen, was wir brauchen und essen möchten. Diese Hinweise sagen auch, »wie viel« und »was« zu essen ist. Die Empfindungen und Gefühle, die signalisieren, ob wir satt oder ausgehungert sind oder einfach etwas Reichhaltiges und Schmackhaftes zu uns nehmen wollen, sind eine vielschichtige Kombination von körperlichen und emotionalen Empfindungen. Wenn wir auf diese Fingerzeige achten und auf sie eingehen, wird unser Essverhalten gesund, kontrolliert und ausgewogen sein.

Schlankheitskuren und eine negative Beurteilung des eigenen Körpers schaden ungeheuer dem emotionalen, geistigen und körperlichen Wohlbefinden. Sie hemmen die Fähigkeit, die Botschaften und Rückmeldungen des Körpers richtig zu entschlüsseln. Die Geisteshaltung von Schlankheitskuren gleicht dem Versuch, mit einem Messer die Verbindung kappen zu wollen, durch die sich Körper und Geist verständigen. Diese Geisteshaltung kann das Wissen über gesundes Essen derart verzerren, dass wir gar nicht mehr wissen, was wir essen sollen. Achtloses Essen tritt dann auf zwei Weisen zutage. Entweder »fixieren« wir uns auf das interne Feedback von Körper *und* Geist, oder wir »ignorieren« es, statt bedacht auf unseren Hunger und die Sorge um unser gesundheitliches Wohl einzugehen.

In diesem Buch erfahren Sie, wie Achtlosigkeit Ihre Art zu essen andauernd korrumpiert und sich in mannigfaltigen Essproblemen äußert. Es verdeutlicht, warum *Achtsamkeit*, das natürliche Gegenteil von Achtlosigkeit, wertvolle Methoden an die Hand gibt, um die eigene Essweise in den Griff zu bekommen.

Was ist achtsames Essen?

Neben vielen anderen Dingen gehört zu achtsamem Essen, dass Sie die Salzigkeit jedes Kartoffelchips an Ihren Fingern spüren, während Sie ihn in die Hand nehmen, und diese dann schmecken, wenn Sie den Chip auf Ihre Zunge legen. Es ist das Gewahrsein und Hören des Krachens der Chips beim Zubeißen und des Geräusches, das das Kauen in Ihrem Kopf verursacht.

Wenn Sie beim Chipsessen achtsam sind, bemerken Sie ihre raue Beschaffenheit an Ihrer Zunge und den Druck Ihrer Zähne beim Zermahlen. Sie spüren, wie Ihr Speichel die Chips befeuchtet und sich im Rachen sammelt, während die zerkaute Speise hinuntergleitet. Achtsames Essen heißt, das Gegessene in Ihrem Magen zu spüren und den Vorgang zu genießen. Wenn Sie aufmerksam sind, bemerken Sie, wie sich Ihr Magen während des Essens ausdehnt und füllt. Sie erleben jeden Bissen vom Anfang bis zum Ende. Sie verlangsamen jeden Teil des Essvorgangs, um sich der unterschiedlichen Aspekte voll gewahr zu sein und sich mit dem ganzen Prozess verbunden zu fühlen.

Das ist nur ein kleines Beispiel für achtsames Essen. Viele weitere folgen noch. Ihr Essverhalten können Sie nicht dadurch verändern, dass Sie diszipliniert über das wachen, was auf Ihre Gabel kommt, sondern durch die Beherrschung Ihres hungrigen Geistes. Das ist die Hauptbotschaft, die Sie beim Lesen im Sinn behalten sollten. Das erreichen Sie, indem Sie Ihre Denkmuster, Ihre Gemütszustände und Ihre verschiedenen Gelüste erforschen und verstehen, statt Ihrem alten, gewohnten Denken und dem Wunsch, achtlos zu essen, das Ruder zu überlassen.

Ziel achtsamen Essens ist, den eigenen Hunger in- und auswendig zu kennen. Die Reaktionen von Körper und Geist auf Essbares und auf den Essvorgang sind verschlungen. Um Ihren Hunger genau zu kennen, müssen Sie sich mit jedem Aspekt dieser verzweigten Reaktionen eingehend vertraut machen. Die Übungen in diesem Buch dienen dazu, dass Sie Hilfsmittel entwickeln, die Ihnen zeigen, wie Sie sich auf kontrollierte Weise ernähren können. Sie geben Ihnen Strategien an die Hand, um eine achtsame Esshaltung auszubilden, die weder beurteilt noch versucht Ihren Essenswunsch zu verändern. Stattdessen sind Sie gegenwärtig und sich Ihres Appetits in diesem Moment bewusst. Wer mit einem klaren Kopf isst, kann sich viel leichter zurückhalten, zu viel zu essen, zu wenig Gesundes zu essen oder etwas zu sich zu nehmen, das er oder sie gar nicht wirklich möchte.

Was verursacht Essprobleme?

Achtloses Essen ist nicht die eigentliche *Ursache* von problematischem Essverhalten. Es ist das *Ergebnis* von zahlreichen anderen vielschichtigen Problemen auf körperlicher und psychisch-geistiger Ebene. Achtloses Essen bildet oft nur die Oberfläche oder ist ein sichtbares Zeichen für ein tiefer liegendes Problem, das bemerkt werden will. Viele Dinge tragen zu achtlosem Essen und gedankenlosen Schlankheitskuren bei, wie zum Beispiel ein niedriges Selbstwertgefühl,

Probleme mit dem eigenen Körperbild, ein träger Stoffwechsel, fehlende Beherrschung und Ausgeglichenheit, die gesellschaftliche und kulturelle Bewertung von Schlanksein und Überessen aufgrund emotionaler Probleme.

In Fällen von äußerst problematischem Essverhalten wirken meist viele verschiedene Faktoren zusammen: biologische Faktoren (Anfälligkeit / Konstitution, niedriger Serotonin-Spiegel); Stimmungs- und Befindlichkeitsstörungen (Depression, Angstzustände, Zwangsstörungen); psychologische Faktoren (Perfektionismus, andere Persönlichkeitsmerkmale); frühe traumatische Erfahrungen (sexueller Missbrauch, Scheidung, Tod); familiäre Faktoren (Kontrollstörungen, Verlassenheitsgefühle, offener Konflikt oder Sich-erdrückt-Fühlen); soziale Faktoren (Beziehungen, athletische Umgebung, Gruppendruck) und Einflüsse der Medien (auf Aussehen fixierte Kultur, gestylte Mannequins).

Dieses Buch möchte Ihnen Hilfestellungen geben, damit Sie die verschiedenen Faktoren, die zu achtlosem Essen beitragen, angehen können und Strategien finden, diese in den Griff zu bekommen. Es wird Ihnen auch helfen, die verborgenen ursächlichen Faktoren für achtloses Zu-viel- oder Zu-wenig-Essen zu heilen. Wie verhalten sich Ihre Essprobleme zu dem, was andere Menschen denken. Wann wissen Sie, dass Ihr Essverhalten ein tatsächliches »Problem« ist? Müssen Sie sich um zusätzliche Betreuung von professioneller Seite bemühen? Das sind alles relevante Fragen. Wenn Sie sich einer dieser Fragen stellen, kann man Ihnen gratulieren: Sie sind wirklich mit sich verbunden und um Ihre Gesundheit und Ihr Wohl besorgt.

Mit diesem Buch können Sie auch einschätzen, wie ausgeprägt Ihre Essprobleme sind. Seien Sie sich einfach Ihrer Reaktionen beim Lesen bewusst. Wenn Sie das Gelesene wirklich aufgenommen haben und merken, dass die Übungen für Sie nicht funktionieren, ist das eine nützliche Information. Oder Sie stellen vielleicht fest, dass Ihr Verhalten den beschriebenen Anzeichen anscheinend sehr ähnelt. Wenn es zwischen Ihnen und den Beispielen keine Übereinstimmung gibt oder Ihr Verhalten viel ausgeprägter ist, behalten Sie diese Beobachtung im Bewusstsein. Sie mag darauf verweisen, dass professionelle Unterstützung, die mehr auf Ihre persönlichen Bedürfnisse zugeschnitten ist, für Sie hilfreicher wäre. Wenn man irgendeine Art von Problem angeht, ist es normal, dass Menschen in unterschiedlichem Maß bereit sind, Ihr Verhalten zu verändern. Möglicherweise sind Sie schon völlig dazu bereit, in Ihrem Leben Veränderungen vorzunehmen, oder Sie brauchen vielleicht zunächst persönliche Hilfe von professioneller Seite, um den Veränderungsprozess einzuleiten.

Wie man dieses Buch benutzt

Wenn Sie glauben, dass Sie achtlos essen oder wenn Sie sich als jemand bezeichnen würden, der dauernd Diäten macht, chaotisch isst oder gewohnheitsmäßig zu viel oder zu wenig isst, lesen Sie weiter, auch wenn Sie sich in den Beispielen nicht sofort wiedererkennen. Sie mögen es hilfreich finden, das Buch zuerst ganz durchzulesen, bevor Sie eine der Übungen ausprobieren. Denken Sie auch daran, dass manche Übungen für Sie vielleicht passender sind oder besser funktionieren als andere.

Selbst wenn Sie glauben, Sie haben problematischere Essmuster oder eine ernsthaftere Essstörung, kann dieses Buch ein ausgezeichnetes Hilfsmittel sein. Es ist keine billige Therapieform, noch ersetzt es fachlichen Rat. Doch kann es eine wertvolle Ergänzung zu einer laufenden Behandlung darstellen. Zeigen Sie es einem Therapeuten, der mit Essstörungen arbeitet und sehr empfohlen wird, und/oder einem Arzt und gehen mit ihnen die Übungen durch. Sprechen Sie darüber, welche Übungen für Sie funktionieren und welche nicht. Wenn Sie mit einer Fachperson zusammenarbeiten, sind Sie vielleicht eher in der Lage, den Faktoren entgegenzuwirken, die Ihnen im Weg stehen.

Häufig wird geglaubt, man sollte in der Lage sein, »es allein zu können«. Irgendwie wird es als Versagen oder ein Zeichen von Schwäche angesehen, wenn man Hilfe sucht. Ich kann die gegenteilige Sicht nicht genug betonen. Ich bewundere die Stärke und den Mut, die es erfordert, wenn man Beistand sucht. Es bedeutet, dass wir uns um uns kümmern, und es zeigt auch, dass wir daran glauben, dass es in uns etwas gibt, das es wert ist, genährt und beschützt zu werden. Hilfe zu suchen verweist darauf, dass wir unsere Lebensmöglichkeiten ausschöpfen wollen und dass wir bereit sind, einen anderen Menschen ins Vertrauen zu ziehen, damit unser Leben zufrieden und glücklich verlaufen kann. Das ist eine achtsame Einstellung, eine, die nicht urteilt oder wertet und jeder Erfahrung offen und empfänglich begegnet. Zur Annahme dieser Haltung will dieses Buch anregen, und hoffentlich wird es Ihnen viele Hilfsmittel an die Hand geben, genau das zu tun.

Die vier Grundlagen der Achtsamkeit

Die vier Grundlagen der Achtsamkeit sind ein wichtiger Aspekt der buddhistischen Lehre. Als junger Erwachsener entdeckte der Buddha, dass die Beherrschung achtsamen Essens wesentlich zu seinem spirituellen Wachstum gehörte. Er war in eine Adelsfamilie geboren und als Kind aß er die üppigsten und reichhaltigsten Speisen, die Indien zu bieten hatte. Von all den Festmahlen wurde er rundlich. Als junger Mann entdeckte er, dass all die Vergnügungen, die er am Hof genoss, weder Glück sicherstellen noch vor Trauer schützen konnten. Als er dann auf der Suche nach Erwachen und Heilung vom Leiden sein königliches Heim verließ, probierte er zunächst Fasten aus. Dabei stellte er fest, dass Fasten oder eine strenge Beschränkung der Nahrungsaufnahme ihn schwächten, krank machten, ihm die Konzentrationsfähigkeit raubten und ihn keinen Schritt der Lösung des Rätsels vom Leiden näher brachten. Was hat der Buddha aus seiner Zeit des Schlemmens und des Hungerns gelernt? Er hat gelernt, dass beides, zu viel und zu wenig Essen, Gesundheit und Wohlbefinden nicht zuträglich sind. Beherrschung, Ausgewogenheit und Verständnis für die einmaligen Bedürfnisse des eigenen Körpers sind für ein zufriedenes und gesundes Leben ausschlaggebend.

Bei achtsamem Essen geht es nicht darum, sorgfältiger über unsere Nahrungswahl zu wachen. Noch darum, fleißig Kalorien zu zählen. Das ist überlegtes Diäthalten, ein Zugang zu Essen, den dieses Buch nicht befürwortet. Achtsam essen ist vielschichtiger. Es benutzt die »vier Grundlagen der Achtsamkeit« als Orientierungshilfe, um die Signale von Körper und Geist vor, während und nach einer Mahlzeit oder einem Happen zwischendurch zu bemerken. Achtsames Essen hält dazu an, die Gelüste und Gefühle des eigenen Körpers zu betrachten und sich voll bewusst zu machen, ebenso wie die ständig wechselnden Geistesverfassungen, die während jedes Kontakts mit Essen auftauchen. Wenn wir achtsam essen, geht es im Grunde darum, dass wir alle unbewussten, verborgenen Kräfte an die Oberfläche bringen, die unser Essverhalten bestimmen, so dass unser Geist sie betrachten kann und wir anfangen können sie zu verändern.

Was ist Hunger?

Hunger ist ein biologischer Trieb, der durch das vielschichtige Zusammenspiel befriedigt wird, das zwischen den physiologischen Reaktionen auf Essen, den Gefühlen vor, während und nach dem Verzehr und den Gedanken über den eigenen Körper und sich selbst abläuft. All das geschieht in Verbindung mit den sich ständig entfaltenden Launen, Wünschen und Nährstoffbedürfnissen. Mit so vielen sich ständig wandelnden Faktoren klarkommen zu müssen ist ein Grund, warum das Essverhalten vieler Menschen so inkonsequent ist.

Wenn Sie zum Beispiel traurig oder gelangweilt sind, ist es wahrscheinlicher, dass Sie eine Menge schmackhafte, füllende Lebensmittel zu sich nehmen. Wenn Sie hungrig sind, sich aber wegen Ihres Körpers genieren oder sich für ihn schämen, übergehen Sie vielleicht die Bedürfnisse Ihres Körpers oder hungern sogar. Die Elemente achtsamen Essens zu beherrschen erfordert ein tieferes und reicheres Gewahrsein von sich selbst und der eigenen Essgewohnheiten zu kultivieren.

Dieses Buch ist in vier Teile gegliedert. Jeder Teil geht ausführlich auf eine der vier Grundlagen achtsamen Essens ein und enthält Übungen, um diese Grundlage auf das eigene Essverhalten anzuwenden und es zu verändern. Wenn diese vier Grundlagen unbewusst bleiben, besitzen sie übermäßig viel Macht und Kontrolle über unsere Ernährungsweise.

Die vier Grundlagen werden vom Buddha im *Satipatthana-Sutta* beschrieben, der »großen Lehrrede über die vier Grundlagen der Achtsamkeit«. Die im vorliegenden Buch angeführten Trainingsempfehlungen sind zeitgenössische Ideen. Sie zielen darauf ab, achtlosen Essern zu helfen, ein kontemplatives Gewahrsein für die vier Grundlagen in Bezug auf Essen auszubilden. Diese Kategorien lenken passenderweise die Aufmerksamkeit auf die Aspekte des Ichs, die durch achtlose Diäten Schaden erlitten haben.

Die vier Grundlagen achtsamen Essens lauten wie folgt:

- **Achtsamkeit auf den Geist:** Das bedeutet, sich vieler Seiten des eigenen Geistes bewusst zu werden – der tatsächlichen Gedanken (die als bewusste Worte oder Bilder anwesend sein mögen), der Erinnerungen und der unbewussten (oder unterbewussten) Wünsche und Ängste. Es geht im Grunde um die eigene Bewusstseinsverfassung und den Grad der Aufmerksamkeit. Zu verschiedenen Zeiten kann der Geist abgelenkt, ruhelos, schläfrig, abgedreht, besessen, zerstreut, wachsam oder behütet sein, an der Vergangenheit hängen oder vieles andere mehr. Diese Zustände gehen vorbei, verändern sich von einem Moment zum anderen. Doch unterdessen bilden sie den Hintergrund für das Ausmaß unseres Verständnisses und filtern unsere Weltsicht.

- **Achtsamkeit auf den Körper:** Das bedeutet, so viele Körperprozesse bewusst wahrzunehmen, wie man in sein Gewahrsein bringen kann, zum Beispiel, wie sich Hunger anfühlt. Dazu gehört auch, wie sich das Essen in der Kehle anfühlt und die Empfindungen beim Schlucken zu erleben. Zudem nimmt man wahr, wie der Körper auf den Verdauungsprozess anspricht und welche Reaktionen Bauch und Kopf zeigen, wenn er beendet ist. Achtsamkeit auf den Körper bedeutet anzuerkennen, dass die Atmung, die Bewegungen, Empfindungen und Körperhaltungen durch Essen mit Energie versorgt werden.

- **Achtsamkeit auf Gedanken:** Wie oben erwähnt können Gedanken als Worte oder Bilder auftauchen. Sie können wie unterbewusste Tonbänder sein, die der Geist immer wieder abspielt, ohne dass man sie bewusst wahrnimmt. Wenn wir auf unsere Gedanken bewusst achten, verlieren negative Gedanken ihre Macht über uns.

- **Achtsamkeit auf Gefühle:** So wie Gedanken Teil unseres Geistes sind, sind Gefühle Teil unseres Körpers. Der Körper spürt Gefühle und Empfindungen und gibt die Informationen über das, was er fühlt, an das Gehirn weiter. Verschiedene Menschen spüren das gleiche Gefühl auf unterschiedliche Weise und in unterschiedlichen Körperbereichen. Zum Beispiel erleben manche Menschen Traurigkeit als Loch im Bauch. Sie überessen sich, um dieses wahrgenommene »Loch« zu füllen. Für andere fühlt sich Traurigkeit so an, als ob ihr Herz zusammengeschnürt wäre. Manche spüren Wut als eine Art elektrischen Stromschlag, der durch ihren Körper jagt, während andere sie als Hitze erleben, die vom Brustkorb her ausstrahlt.

Wenn Sie achtsames Essen üben, wird Ihnen bewusster, was und wie Sie denken und was und wie Sie fühlen. Ihre Gedanken und Gefühle, besonders die Gefühle, die sich auf Ihren Körper beziehen, spielen eine Schlüsselrolle für das, was Sie essen. Je bewusster Sie sich Ihrer Gedanken und Gefühle in Bezug auf Essensfragen werden, desto besser sind Sie in der Lage, achtsam zu essen.

Achtsamkeit auf den Geist

Es fällt mir schwer zu wissen, wann ich etwas essen »sollte« oder »müsste«. Meine Essgewohnheiten werden durch so vieles beeinflusst. Auf der Arbeit esse ich von den Naschereien, die Kollegen mitbringen, einfach nur weil sie da sind und ich nicht unhöflich sein möchte. Ein andermal nehme ich mir keinen Nachschlag, weil ich meine, man macht sich heimlich über mein Gewicht lustig. Ich habe gelernt, einen Schritt zurückzutreten und mich zu fragen: »Habe ich in diesem Moment Hunger?« Ich bin aufmerksam und beobachte, was mich in jenem Moment zum Essen anregt oder davon abhält.

Emily

Unsere Geistesverfassung ist ständig im Fluss. Der Wunsch zu essen ist ein »vorübergehender« Geisteszustand, der schnell, im Bruchteil von Minuten, wechselt. Achtsamkeit auf den Geist lehrt uns, den Fluss unserer Gedanken und Gefühle wahrzunehmen und zu beobachten – gerade auch die Regungen des eigenen Hungers. Statt sofort darauf zu reagieren, wo der Geist im Moment gerade ist, tritt man einen Schritt zurück und prüft, ob man wirklich hungrig ist oder nicht, und untersucht die sozialen Faktoren und die Geistesverfassungen, die auf die Entscheidung, etwas zu essen oder nicht zu essen, und darauf, was man isst, einwirken.

Achtsamkeit auf den Körper

Mein Körper sagt mir klar, wann ich hungrig und wann ich satt bin. Wenn mein Magen knurrt, will mir mein Körper sagen, dass ich Hunger habe, und ich weiß, dass ich zu lange gewartet habe. Wenn ich zu viel esse, beklagt sich mein Körper, dass er sich schwerfällig, vollgestopft und unwohl fühlt. Ich höre aufmerksam hin und antworte auf die Bitten meines Körpers gleich beim ersten Mal. Auch achte ich darauf, durch was mein Körper sich zufrieden und energetisiert fühlt. Wenn ich das tue, erfahre ich ziemlich verlässlich, was ich essen möchte.

Molly

Körperachtsamkeit heißt bei jedem Aspekt unseres inneren und äußeren Körpers zu sein. Es bedeutet zum Beispiel, darauf zu achten, wie wir uns bewegen oder wie wir Lebensmittel anschauen und berühren, und auf wesentliche unsichtbare Aspekte zu achten, die wir oft für selbstverständlich halten, wie das Atmen. Körperachtsamkeit animiert dazu, die vielen lebenswichtigen Körperfunktionen wertzuschätzen und unserem Gehirn und Körper zuzuhören, die einander ständig Signale zusenden und wichtige physiologische Rückmeldungen darüber geben, ob wir hungrig oder satt sind, welche Nährstoffe wir benötigen und wie unser Energielevel und unsere Gemütsverfassungen sind. Meditation, Atemübungen und Entspannung sind hilfreiche Wege, um unsere Körpersignale verstehen und übersetzen zu lernen.

Achtsamkeit auf Gedanken

In meinem Kopf bin ich mir gegenüber am kritischsten. Ich mag lächeln, wenn ich mir einen zweiten Muffin nehme, aber mein Kopf sagt: »Den kannst du nicht essen, du bist ohnehin schon zu dick.«
Wenn ich bewusst auf meine Gedanken achte, betrachte ich sie eingehender und sehe, welche Annahmen realistisch sind und welche einfach irrationalen Vorstellungen entspringen, Urteilen und einem Gefühl der Unsicherheit über mein Aussehen.

Heidi

Ebenso wie Gefühle sind auch der Wunsch, etwas zu essen, das Verlangen nach einem bestimmten Nahrungsmittel, Hunger und Sättigung stark von unseren Gedanken beeinflusst. Es ist, als ob im Kopf ein stummer Dialog abläuft, der sich in die Begegnungen mit Essbarem einschaltet, eine Stimme, die sagt, »iss dies« oder »iss das nicht«, und die verschiedene Gründe dafür angibt. Manchmal sind die Gedanken, die Essgewohnheiten diktieren, klar zu erkennen. Ein andermal sind sie schwerer fassbar oder sogar unterbewusst. Achtlose Esser stehen besonders stark unter dem Einfluss ihrer eigenen wertenden, kritischen, unversöhnlichen und unnachsichtigen Gedanken.

Achtsame Esser achten auf die Überlegungen, die ihren Appetit beeinflussen, und sind sich dieser unablässig bewusst. Wenn wir unser Gewahrsein für unseren internen Gedankenstrom erhöhen, wird die innere Stimme erkennbar, die uns unser Essverhalten diktiert. Achtsamkeit auf die

Gedanken macht deutlich, wie das Gehirn die eingehenden Informationen filtert und wie es Gedanken wie »wenn ich das nicht esse, bin ich gut«, »ich bin schlecht« oder »ich bin dick« in Verhalten übersetzt.

Achtsamkeit auf Gefühle

Ich merke, dass ich oft nach Essen Ausschau halte, das mich behaglich fühlen lässt und mich trügerischerweise nahezu sofort von Stress befreit. Wenn ich achtsam bin, besinne ich mich stattdessen darauf, was meine Suche nach Behaglichkeit eigentlich ausgelöst hat. Ich gestehe mir zwar ein, dass ein Schokoriegel mich jetzt gut fühlen ließe, ziehe aber auch in Betracht, dass sich meine Stimmung später umkehren würde und ich Schuldgefühle bekäme. Ich lasse nicht zu, dass meine Gefühle allein darüber entscheiden, was ich esse.

Andrew

Essen und Gefühle sind eng verwoben. Ähnlich wie das klassische Huhn-Ei-Problem führt Essen zu Gefühlen (Genuss, Sättigung, Behaglichkeit), und Gefühle (Langeweile, Stress, Schmerz, Einsamkeit) stiften oft zum Essen an oder halten davon ab. Gefühle wie Scham, Traurigkeit, des Überwältigtseins oder Kontrollverlusts sind dafür bekannt, dass sie gesundes Essverhalten stören. Aus diesem Grund ist es entscheidend, dass Sie den Zusammenhang zwischen Ihren Stimmungen und Ihrem Appetit verstehen, um darauf Einfluss nehmen zu können.

Achtsamkeit im Alltag

Achtsamkeit ist eine Art zu denken und in der Welt zu sein, die viele Jahrhunderte alt ist. Sie geht auf buddhistische Meditationsformen zurück. Das Ziel von Achtsamkeit ist, sich seines Verhaltens, seiner Körperempfindungen und seiner Erfahrung vollständig gewahr zu sein und durch dieses umfassende Gewahrsein mit dem gegenwärtigen Augenblick verbunden zu sein. Es ist ein »Sei-im-Hier-und-Jetzt«-Zugang zum Leben. Wenn man eine Haltung im Hier und Jetzt einnimmt, schätzt man, wer man in diesem Augenblick ist, und hört auf, sich nach dem zu verzehren, was man in diesem Augenblick nicht hat. Wie oft schon haben Sie sich gewünscht oder davon geträumt, dünner zu sein, und dabei vergessen, den Körper, den Sie haben, wertzuschätzen und in ihm zu leben?

Wenn wir achtsam sind, beurteilen wir uns nicht oder versuchen zu verändern, wer wir sind. Stattdessen werden wir uns unserer selbst mehr »gewahr« und dessen, wie wir mit der Welt in Verbindung treten. Ein achtsamer Zustand nimmt Erfahrung so an, wie sie in dem Moment ist, in dem sie sich ereignet, ganz gleich ob sie sich gut oder schlecht anfühlt.

Warum ist es so wichtig, achtsam zu sein? Weil Achtsamkeit ein Akt der Weigerung ist, die einzigen garantierten Augenblicke unseres Lebens an uns vorbeistreichen zu lassen.

So oft verfallen wir in eine Art zu sein, die automatisch abläuft. Unsere Reaktionen und Handlungen sind selbstgesteuert, ohne unsere bewusste Beteiligung. Am häufigsten findet man diese achtlose »Automatik«-Verhaltensweise beim Autofahren und Lesen. Wir »wachen« plötzlich »auf« und merken, dass wir statt nach Hause zur Arbeit fahren. Wir haben völlig die Ausfahrt verpasst. Oder wir erinnern uns nicht daran, worum es auf den letzten drei Seiten ging. Das sind ernsthafte rote Fahnen, die darauf verweisen, dass wir gerade überhaupt nicht bei der Sache sind.

Warum ist es schlecht, unachtsam zu handeln? Weil die Verhaltensweisen und Gedanken, die unserem Gewahrsein entgehen, ganz bestimmt trotzdem weiterlaufen. Seiten, die wir an uns nicht mögen und die ungesund sind, bestehen fort, ohne dass wir es überhaupt wissen.

Wenn Sie achtlose Essgewohnheiten haben, werden sie genau so bleiben, wie sie sind, es sei denn, Sie werden sich jeder feinsten Nuance des Problems gewahr. Wenn Sie sich jedoch Ihrer Essgewohnheiten bewusst geworden sind, können Sie über schöpferische Möglichkeiten der Veränderung nachdenken. Bewusstwerdung ist der erste Schritt, das Steuer zu übernehmen. Gewahrsein erlaubt Ihnen, die ganze Bandbreite von gesunden Wahlmöglichkeiten in Betracht zu ziehen, die Ihnen zur Verfügung stehen.

Genau in diesem Augenblick, während Sie lesen, sind Sie achtsam. Um den Text zu lesen und zu verstehen, müssen Sie den Automatikgang abstellen und sich den Worten auf der Buchseite zuwenden. Vielleicht spüren Sie das Gewicht und die Beschaffenheit des Buchs in Ihrer Hand. Möglicherweise bemerken Sie Ihre Reaktionen beim Lesen und denken über sie nach. So leicht ist es, achtsam zu sein.

Wie Achtsamkeit heilt

Der Begriff »Achtsamkeit« kam im 6. Jahrhundert v.u.Z. zu Lebzeiten des Buddhas in Gebrauch. Als sich der Buddhismus über Asien verbreitete und an die Gebräuche und Bedürfnisse von vielen unterschiedlichen Ländern anpasste, blieb die Achtsamkeitsübung weiterhin ein zentraler Bestandteil. Der fortwährende Einsatz und die heutige Beliebtheit von Achtsamkeitsübungen bezeugen ihre Zeitlosigkeit und den Wert ihrer Heilkraft. Achtsamkeit ist ein Werkzeug, das bei der Vorbeugung von körperlichen Erkrankungen wirkt, Rehabilitation und Heilung fördert sowie bei der Behandlung von psychischen Störungen und Problemen Verwendung findet.

Die Verbindung von Körper und Geist

Die Verbindung von Körper und Geist ist heute im Westen gut belegt und ausgiebig erforscht. Es ist kein Geheimnis mehr, dass es ebenso wichtig ist, Geist und Psyche zu behandeln und zu heilen wie den Körper gesund zu pflegen. Achtsamkeit wird derzeit zusammen mit medizinischer Behandlung bei verschiedenen Erkrankungen eingesetzt, zum Beispiel bei Krebs, AIDS, Angstzuständen, Stress, Depression sowie bei chronischen Schmerzen und Schlafstörungen.

Die biologischen Erklärungen sind einfach. Im Kampf mit einer Erkrankung setzt das Abwehrsystem all seine Mittel ein, um das Problem zu beseitigen. Wenn man Schmerzen hat, ob emotional oder physisch, ist die natürliche Neigung, dieses Leiden zu bekämpfen. Wenn man allerdings die Beschwerden und Schmerzen leugnet oder sich ihnen widersetzt, steigt der Stresspegel an und verbraucht Energievorräte, die stattdessen zur Heilung der ursprünglichen Erkrankung hätten eingesetzt werden können.

Statt den Schmerz zu bekämpfen, lehren Achtsamkeitsverfahren, der unangenehmen Empfindungen gewahr zu sein und sie in jedem Augenblick neu zu bewältigen. Nehmen wir zum Beispiel an, jemand leidet unter Rückenschmerzen. Statt wütend oder ärgerlich zu sein, kann er beobachten, von welcher Stelle sie ausgehen, auf sie achten und schmerzhafte Bereiche mit speziellen Entspannungsübungen bearbeiten. Er grübelt nicht darüber nach, wie sein Leben ohne diesen Schmerz früher war und wie er wohl jeden einzelnen Tag in der Zukunft bewältigen wird. Er widmet sich in jedem Moment neu dem angemessenen Umgang mit dem Schmerz.

Den Geist heilen

Wenn wir gestresst sind und emotionales Leid erfahren, sinkt die natürliche Abwehrkraft des Körpers. Wenn Ihr Gewicht oder Ihr unkontrolliertes Essen Sie stresst, reagieren Sie vermutlich einen größeren Teil der Zeit auf den vordergründigen Schmerz Ihres Problems und beschäftigen sich damit, statt das Problem direkt anzugehen. Widersetzen Sie sich jedoch allen Anflügen von Leiden, wird das Ihre Fähigkeit, Stress zu bewältigen, weiter einschränken.

In Leiden steckt eine Weisheit. Wenn wir unsere Augen öffnen und erkennen, was wir nicht mögen und anders haben möchten, kann emotionaler Schmerz uns helfen zu wachsen. Einsicht ist eins der wertvollsten Geschenke, das Achtsamkeit uns geben kann. Wenn wir uns auf das Hier und Jetzt konzentrieren, frei von Ablenkung, sind wir in der Lage, Entscheidungen zu fällen, und erfahren die Freiheit, neue Pfade zu Zufriedenheit und Glück zu erforschen.

Psychotherapeuten haben begonnen den Nutzen und die Heilkraft von Achtsamkeit zu erkennen. Achtsamkeitstraining wird nun benutzt, um Depressionen, Persönlichkeitsstörungen, Drogen-, Alkohol- und sexuelle Abhängigkeit, Stress und vieles mehr zu behandeln (Alexander 1997; Thich Nhat Hanh 2007; Zindel u. a. 2008).

Wenn wir anerkennen, dass es in unserem Leben etwas gibt, das uns Leiden verursacht, und es mit Mitgefühl annehmen, beginnt aus dem Blickwinkel von Achtsamkeit Heilung. Statt wütend oder ärgerlich über unser emotionales Leid zu sein oder zu versuchen psychischen oder mentalen

Stress loszuwerden, lernen wir dem Einfluss, den Schmerz und Stress auf unser Leben haben, eine andere Richtung zu geben. Diese Einstellung hat Menschen dabei geholfen, mit außerordentlich schmerzhaften Umständen wie chronischen Erkrankungen fertigzuwerden, die zunächst überwältigend und außerhalb ihrer Kontrolle zu sein schienen.

Es gibt eine beachtliche Überschneidung von Achtsamkeit und den Methoden der kognitiven Verhaltenstherapie. Seit Jahren ist die kognitive Verhaltenstherapie (Interventionen bei gestörten Verhaltens- und Gedankenmuster) von Therapeuten als eine der aussichtsreichsten Therapieformen zur Behandlung von bestimmten Essproblemen anerkannt. Unlängst haben sie begonnen, den Nutzen von Achtsamkeit zur Entwicklung von disziplinierten, kontrollierten Essmustern zu entdecken (Marcus und McCabe 2002; Wiser und Telch 1999). Diese Forscher und Kliniker übernehmen bestimmte Elemente von buddhistischen Meditations- und Achtsamkeitsmethoden und verbinden sie geschickt mit ihrer eigenen psychologischen Sprache und ihren komplexen Behandlungsmethoden.

Die Herangehensweise in diesem Buch ist deshalb einmalig, weil sie verschiedene leicht verständliche buddhistische Achtsamkeitstechniken vorstellt, die dabei helfen können, sich zu verändern und zu heilen. Dieser Ansatz gründet auf den vier Grundlagen der Achtsamkeit, die oben besprochen wurden: Achtsamkeit auf Geist und Körper und auf Gedanken und Gefühle.

Was für ein achtloser Esser sind Sie?

Dieses Buch ist für alle, die Schwierigkeiten mit ihrem Gewicht haben oder nicht kontrollieren können, was sie essen, das heißt für alle, die achtlos essen. Die folgenden groben Kategorien beschreiben vier Typen von achtlosen Essern: chronisch achtlos Diät halten, achtlos zu wenig essen, sich achtlos überessen und achtlos chaotisch essen.

Viele Menschen hatten irgendwann einmal in ihrem Leben mit verschiedenen Abwandlungen eines allgemeinen achtlosen Essverhaltens zu tun. Das mag während der Kindheit gewesen sein, an der Oberschule, in einer Beziehung oder nach der Geburt eines Kindes. Sie sind gemeint, wenn in diesem Buch von Menschen die Rede ist, die chronisch achtlos Diät halten.

Die anderen Typen von achtlosen Essern sehen sich meist schwierigeren und schwerer zu lösenden Problemen gegenüber als chronische achtlose »Diäthalter«. Zu viel und zu wenig Essen, chronische Essprobleme oder Essstörungen sind oft von psychologischen Problemen begleitet, die ein hohes Maß an Bewusstsein und Hingabe erfordern, um verändert und/oder umgewandelt zu werden.

Wenn Ihnen die Merkmale, die in den folgenden Abschnitten behandelt werden, bekannt vorkommen, haben Sie wahrscheinlich irgendeine Art von Essproblem. Allerdings muss betont werden, dass jeder Mensch einmalig ist. Menschen mögen zwar Ähnlichkeiten in ihrem Essverhalten aufweisen, aber die speziellen Merkmale und Ausdrucksformen achtlosen Essens sind durch ihre Lebenserfahrung, Kultur und Familie geprägt. Deshalb müssen Sie sich nicht mit jedem der angeführten Kennzeichen identifizieren. Es wird eher so sein, dass Sie sich mit ein paar Aspekten jedes Typs achtlosen Essens identifizieren können.

Chronische achtlose Diäthalter

Nach ihrem ersten Baby hatte Alex etwa sieben Kilo zugenommen. Sie probierte gutgläubig jede Modediät aus, von der sie erfuhr, und war hinter allen neuen Abnehmkniffen her, die versprachen, sie dünner zu machen.

In den ersten zwei Jahren nach der Geburt des Kindes kaufte sie keine neuen Kleider. Sie wollte warten, bis sie zehn Pfund losgeworden wäre und in eine kleinere Größe passen würde. Sie träumte von einem flachen Bauch und einem sexy schwarzen Kleidchen. Es war ihr nicht fremd, Zucker, Fett und Kohlenhydrate von ihrem Speiseplan zu verbannen. Manchmal fastete sie sogar. Bei einer »Wunderdiät« aß sie nichts anderes als Kohlsuppe und nahm ein paar Pfund ab. Aber es war ihr nicht möglich den Gewichtsverlust zu halten.

Die schlimmste Seite dieser Diäten war, dass sie im Hinblick auf ihren Lebensstil völlig unrealistisch waren. Wenn sie ihre Kohlenhydrate-Zufuhr reduzierte, konnte sie kein belegtes Brot für ihre Mittagspause mitnehmen. Zudem merkte sie, dass sie ohne Nudeln und Bagels nicht leben konnte. Wenn sie den fettfreien Ansatz wählte, aß sie mehr und fühlte sich unbefriedigter. Auch hatte sie Schwierigkeiten, etwas zu finden, das nicht überzuckert war, damit der Geschmack von fettfreien Lebensmitteln nicht zu sehr durchkam.

Keine Diät machte Sinn, und sie wurde immer wieder »rückfällig«. Wenn sie wieder eine Diät anfing, beklagten sich ihre Bekannten, dass sie sie nicht nach Hause einladen könnten, weil sie nie wüssten, welche Speisen sie ihr anbieten könnten. Darüber hinaus war ihr Gesprächsstoff zwanghaft und langweilig. Sie kritisierte sich andauernd, wenn sie ihre Diät nicht eingehalten hatte.

Kennzeichen von chronischen achtlosen Diäthaltern

Geist

- Wachen über die Nahrungsaufnahme, prüfen die Angaben über die Inhaltsstoffe genau
- Unterteilen Lebensmittel in »gut« und »schlecht«
- Wählen Nahrungsmittel danach aus, ob sie Gewichtsverlust »versprechen«, statt nach gesundheitlichen Kriterien
- Essen viel, bevor sie eine Diät anfangen, und glauben, die Diät dauere nur eine kurze Zeit

Körper

- Haben ein Jojo-Essverhalten, das zu andauernden Gewichtsschwankungen führt, was auf lange Sicht sehr ungesund ist
- Halten andauernd Diät und probieren alle neuen Abnehmkniffe aus
- Hungern und beschneiden ihre Nahrungsaufnahme so sehr, dass es ungesund ist
- Hören nicht auf die Bedürfnisse ihres Körpers

Gedanken

- Wissen viel über Kalorien, Portionsgrößen und Abnehmtricks
- Ignorieren Nährstoffbedürfnisse
- Glauben, dass sie ein »Idealgewicht« zu erreichen hätten
- Reden häufig über Essen und denken viel daran
- Denken mehr an den Kaloriengehalt von Essen als an die Erfahrung oder die Freude am Essen

Gefühle

- Fühlen sich dick, lehnen ihren Körper ab und finden ihn sogar abstoßend
- Erleben Stimmungsschwankungen, die auf Essverhalten beruhen

- Haben Schuldgefühle, wenn sie die Diät nicht einhalten
- Sehen sich genau die Körper anderer an; stehen oft vor dem Spiegel
- Kommen sich wie »Betrüger« vor, wenn sie etwas essen, das nicht zu ihrer Diät gehört
- Haben Schwierigkeiten die Form ihres Körpers anzunehmen und hätten gern einen anderen

Achtlose Zu-wenig-Esser

Fionas Essprobleme begannen in der 7. Klasse. Sie war das erste Mädchen in der Klasse, das in die Pubertät kam, und wurde viel wegen ihrer Brüste und ihren sich verändernden Körperformen gehänselt. Um die Kommentare einzudämmen und die Aufmerksamkeit von ihrer »kurvenreichen« Figur abzulenken, trug sie sackartige Kleider.

Als junge Erwachsene war sie in Bezug auf ihr Essen zwanghaft. Sie weigerte sich für ihren Kaffee fetthaltige Milch zu nehmen und benutzte für ihr Müsli oder ihre Cornflakes Süßstoff, um die zehn extra Kalorien von echtem Zucker zu sparen. Wenn sie eine Handvoll Chips aß, zog sie das für den Rest des Tages in einen Strudel von heftigen Schuldgefühlen. Sie fand es äußerst unangenehm vor anderen zu essen, weil sie meinte, andere würden beobachten und beurteilen, was sie isst. Ihre Freunde und Verwandten setzten ihr ständig damit zu, sie sei »zu dünn«. Sie spielten sich sogar als »Essenspolizei« auf und sagten ihr, was sie essen sollte. Ungeachtet dessen, dass alle sagten, wie »schrecklich« dünn sie war, fühlte sie sich weiterhin dick und hatte am Essen keine Freude.

Kennzeichen der achtlosen Zu-wenig-Esser

Geist

- Schränken die Nahrungsaufnahme ein und klammern ganze Nahrungsgruppen aus, wie rotes Fleisch, Käse oder Weizenprodukte
- Haben Essensrituale oder strenge, sich wiederholende Essgewohnheiten; sie essen zum Beispiel nur tiefgefrorene Fertiggerichte oder jeden Tag zur gleichen Zeit
- Haben einen starken Perfektionswunsch

Körper

- Ihr Gewicht kann drastisch abfallen
- Haben einen langsamen Stoffwechsel (ihr Körper verbrennt Nahrung sehr langsam)
- Erfahren eine Reihe von körperlichen Folgen, wie Absinken der Herzfrequenz und der Körpertemperatur, Ausbleiben der Menstruation usw.
- Sind die meiste Zeit schläfrig; haben Konzentrationsschwierigkeiten und wenig Energie

Gedanken

- Beschäftigen sich übermäßig mit ihrem Aussehen
- Fühlen sich dick oder haben ein negatives Körperbild, obwohl andere sagen, dass sie kein Übergewicht haben
- Machen ihren Selbstwert an ihrem Gewicht fest
- Denken unflexibel und extrem, in Entweder-oder- und Schwarzweiß-Kategorien
- Machen häufig kritische, urteilende Bemerkungen über ihr Gewicht und ihre Person

Gefühle

- Fühlen sich dick, lehnen ihren Körper ab und finden ihn sogar abstoßend
- Erleben starke Stimmungsschwankungen wegen ihres Essverhaltens
- Haben Schuldgefühle, wenn sie die Diät nicht einhalten
- Sehen sich genau die Körper anderer an; stehen oft vor dem Spiegel
- Kommen sich wie »Betrüger« vor, wenn sie etwas essen, das nicht zu ihrer Diät gehört
- Haben Schwierigkeiten, die Form ihres Körpers anzunehmen, und hätten gern einen anderen

Die achtlosen Zu-viel-Esser

Jessie bezeichnete sich als »pummeliges« Kind. Die Kinder aus der Nachbarschaft gaben ihr den Spitznamen »Moppel«. In ihrem Elternhaus war Essen eine höchst komplizierte Sache. Ihr Vater war ein Überlebender des Holocaust, der die Auswirkungen von Nahrungsentzug erlebt hatte. So animierte er sie, so viel wie möglich zu essen. Ihre italienische Mutter drückte ihre Liebe durch die häufige Zubereitung von umfangreichen, aufwändigen Menüs aus. Im Allgemeinen saß man schweigend am Esstisch. Es wurde viel mehr gegessen als gesprochen.

Als Erwachsene versuchte Jessie ständig »normal« zu essen. Doch oft verspürte sie einen Heißhunger, der »unstillbar« war. Sie hatte Vorräte an Kuchen, Keksen, Bagels und Eiskrem und versprach sich, diese Dinge nur als Nachtisch oder mal zwischendurch zu essen. Aber sie konnte, ohne mit der Wimper zu zucken, einen ganzen Kuchen an einem Abend verdrücken und tat oft genau das. Nur einen Keks zu essen war gefährlich, weil sie nicht mehr aufhören konnte, bevor die Packung leer war. Wenn es auf der Arbeit keine besonderen Schwierigkeiten gegeben hatte, war ihr Essverhalten »gut«. Wenn ihr Tag aber schwierig gewesen war, half ihr ein spätabendliches Essgelage, sich besser zu fühlen und ihr Gefühl der Unzulänglichkeit zu vergessen. Natürlich plagten sie nach der Essorgie schreckliche Schuldgefühle, weil sie wieder so viel gegessen hatte.

Kennzeichen der achtlosen Zu-viel-Esser

Geist

- Wissen, dass sie ihr Essverhalten nicht im Griff haben
- Glauben, dass sie nicht aufhören können zu essen
- Haben starke Essensgelüste

Körper

- Essen in einem bestimmten Zeitraum »überdurchschnittlich« viel
- Essen, kauen und schlucken sehr schnell; häufige Gewichtszunahme oder -schwankungen
- Haben hohen Blutdruck, hohen Cholesterinspiegel, Atemprobleme, sind oft müde usw.

Gedanken

- Bemerken, wenn sie satt sind, essen aber trotzdem weiter; meiden Waagen oder Gespräche über Gewicht oder Abnehmen
- Glauben, dass Erfolg und Versagen vom Gewicht abhängen
- Denken äußerst kritisch über sich und ihr Gewicht

Gefühle

- Leiden an ihren Essanfällen
- Schämen sich, was dazu führt, dass sie in der Öffentlichkeit kleine Mengen zu sich nehmen, aber große, wenn sie allein sind
- Fühlen sich aufgrund ihres Übergewichts wie gesellschaftlich Geächtete

Die achtlosen chaotischen Esser

Sam hat die Schwere seines achtlosen Essmusters erst erkannt, als sein Zimmergenosse Jim ihn damit konfrontierte. Jim entdeckte, dass Sam seine Süßigkeiten stahl, sobald er das Haus verlassen hatte, und damit seinen eigenen Vorrat an Schokoriegeln aufstockte. Zur Vertuschung des Diebstahls würde Sam in den Süßwarenladen laufen, um das Gestohlene zu ersetzen. Er dachte, sein Zimmergenosse würde es nicht bemerken, bis er ihn eines Tages erwischte.

Während Sam die Schokoriegel verschlang, wusste er, dass er aufhören sollte, aber er schob einfach weiter Schokoriegel in den Mund. Nachdem er eine ganze Packung Süßigkeiten aufgegessen hatte, fühlte er sich immer schrecklich. Seine Gelage endeten stets damit, dass er sich entweder selbst zum Erbrechen brachte oder ausgiebig Sport trieb.

Er scheute sich eine Beziehung einzugehen, aus Angst seine Partnerin könnte seine Essprobleme entdecken. In seiner letzten Beziehung wurde seine Partnerin oft wütend und versuchte, ihn dazu zu bringen, nicht mehr so chaotisch zu essen. Sam beendete die Beziehung, weil er nicht mehr wusste, welche Nahrungsmittel oder Menschen gut für ihn waren und welche schlecht.

Kennzeichen der achtlosen chaotischen Esser

Geist

- Beschaffen sich große Mengen an Essen, die heimlich gegessen werden
- Essen zu viel und »befreien« sich dann davon (durch Erbrechen, übermäßiges Sporttreiben, Abführmittel, harntreibende Mittel)

Körper

- Haben extreme Gewichtsschwankungen
- Führen Essen ab oder erbrechen es: verbringen längere Zeit auf der Toilette, nachdem sie Unmengen zu sich genommen haben
- Treiben übermäßig Sport; beschaffen sich große Mengen an Essen, harntreibenden Medikamenten, Abnehmpillen
- Haben »Hamsterbacken«
- Haben negative Körperreaktionen wie Magen-Darm-Probleme, Blähungen, Winde, Kopfschmerzen, Halsschmerzen

Gedanken

- Denken sehr kritisch und negativ über sich
- Ihr Selbstwert ist vom Gewicht bestimmt
- Ihr Denken ist starr

Gefühle

- Erleben starke Stimmungsschwankungen
- Fürchten dick zu sein oder es zu werden
- Können nicht gut mit Stress und Sorgen umgehen

Diese Kategorien vermitteln zwar eine allgemeine Idee, bieten aber keine Auflistung aller achtlosen Esstypen. Sie stellen keine Diagnosen dar, sondern sollen zu einem Überblick über mögliche Esstendenzen verhelfen. Ebenso verweisen die Kategorien auf jene Aspekte von Achtsamkeit, die im vorliegenden Zusammenhang besonderer Beachtung bedürfen.

Menschen, die achtlos Diäten machen, suchen oft nach Wegen, wie sie ihr Verhältnis zu Essen und zu ihrer Figur bleibend verändern können. Bei Menschen, die zu wenig essen, geht es oft darum, dass sie lernen, sich ohne Bewertung anzunehmen, mitfühlend zu denken und zu erkennen, wie sich Nahrung auf ihre Lebensfreude auswirkt. Menschen, die sich überessen, und chaotische Esser gewinnen gewöhnlich wertvolle Einsichten, wenn sie die Gefühle entmystifizieren, die sie zum Essen antreiben. Sie fühlen sich vom Erlernen von Kontrollstrategien und von emotionaler Sicherheit angezogen.

Teil I

Achtsamkeit auf den Geist

Das Geheimnis von Gesundheit für Körper und
Geist liegt nicht im Trauern um die Vergangenheit,
noch in der Sorge um die Zukunft und nicht darin,
Schwierigkeiten vorauszusehen, sondern darin weise
und aufrichtig im gegenwärtigen Moment zu leben.

Der Buddha

1 Gewahrsein – den Geist aufwecken

Der erste Schritt zu Achtsamkeit besteht darin, sich alles »bewusster« zu machen. Das ist schwerer, als man glauben mag. Es bedeutet, Gedanken und Gefühle, derer man zuvor nicht gewahr war, in den Vordergrund des Geistes zu bringen. Unser Gewahrsein ist oft von den Wolken der vielen Erfordernisse einer schnelllebigen Welt verdeckt. Es hat eine höhere Priorität, auf die Dinge zu achten, die »zu tun sind«, als auf das, was in unserem Innern vor sich geht. Die gute Nachricht lautet, dass das Entwickeln von Achtsamkeit keine zusätzliche Aufgabe ist. Es bedarf keiner bestimmten Handlung, noch müssen wir etwas verändern. Es wird lediglich angeraten für unsere Aufmerksamkeit oder unseren Fokus eine neue Ausrichtung zu wählen.

Bei Gewahrsein geht es nicht nur darum, Dinge zu Bewusstsein zu bringen, sondern darum, die Aufmerksamkeit und die Sinne auf eine spezielle Weise zu sammeln. Achtsamkeit ist wie ein Spiegel. Sie reflektiert nur das, was in diesem Augenblick auftaucht, genau wie es ist, ohne Verzerrung oder Verfälschung. Dadurch, dass wir das, was wir sehen, interpretieren, verzerren oder verdrehen wir das Spiegelbild.

Nehmen Sie nur wahr. Seien Sie wach, bewusst und aufmerksam.

Wenn Ihnen optische Täuschungen geläufig sind, wissen Sie, dass Ihre Augen Sie täuschen können. Um unsere Umgebung zu erfassen, arbeitet der Geist mit den Sinnen zusammen. Wenn Informationen mehrdeutig sind oder es mehr als eine Deutungsweise gibt, müssen wir auswählen, um zu verstehen. An diesem Punkt ergänzen wir oft fehlende Informationen auf der Grundlage unserer Erfahrung in der Vergangenheit. Als Ergebnis davon »sehen« wir häufig, was wir zu sehen erwarten, statt das, was tatsächlich da ist. Je feiner wir uns auf unsere Sinneswahrnehmung einstimmen und auf all die Informationen, die sie uns geben, desto mehr hilft es uns, wirklich das zu sehen, was wir vor uns haben. Wenn wir über genügend Informationen verfügen, wird der Geist sich nicht etwas erschaffen (oder ausmalen), was nicht da ist.

Für achtsames Gewahrsein ist es absolut grundlegend, die fünf Sinne zu benutzen. Wenn ein Objekt in unser Gewahrsein tritt, gibt es zuerst einen winzigen Augenblick reinen Gewahrseins, kurz bevor wir erkennen, was es ist. Das passiert auch, wenn unser Gewahrsein durch unseren Seh-, Geruchs-, Hör-, Geschmacks- und Tastsinn plötzlich völlig wach wurde. Wir nehmen einfach unser Erleben wahr, ohne darin verwickelt zu werden. Das ist ein Moment von Achtsamkeit.

Eine Klientin gab ein Beispiel für das Aufwecken ihres eigenen Geistes. Sie sagte, sie habe einfach das Geplapper in ihrem Kopf abgestellt und ihr Gewahrsein auf ihre Essmuster gerichtet. Sie hat nichts an ihrer Art zu essen geändert, sondern einfach auf jeden Vorgang und jede Essempfindung geachtet. Das hob ihr Bewusstsein für ihr »achtloses Mampfen«. Früher konnte sie sich nur daran erinnern, dass sie die Brezeltüte anbrach und an die Bissen der letzten Brezel. An das, was dazwischen war, hatte sie keine Erinnerung. Indem sie ihrem Essverhalten nun einen »vorderen Platz« in ihrem Geist zuwies statt der Rückbank, schärfte sie ihre Aufmerksamkeit für mögliche Wege zur Umwandlung ihrer Essgewohnheiten. Indem sie auf den saftigen Geruch des frisch geschnittenen Apfels achtete oder auf die knusprige Beschaffenheit des Müslis, aß sie kontrollierter und mit mehr Freude.

Trainingsempfehlung: Achtsame Bissen

Was nun folgt, ist eine klassische Achtsamkeitsübung. Achtsames Essen beginnt mit der Verlangsamung und dem Aufwecken der Körpersinne beim Essen. Alles, was Sie brauchen, ist ein bequemer, stiller Platz und eine Handvoll Sonnenblumenkerne. Sie können für diese Übung auch Rosinen oder einen einzelnen Keks nehmen. Legen Sie die Sonnenblumenkerne in Ihre Hand. Werden Sie sich zuerst ihrer Farbe und Form gewahr. Benutzen Sie innerlich Worte, um zu beschreiben, was sie sehen. Vergleichen Sie die einzelnen Kerne miteinander. Nehmen Sie die Schatten, Kerben und Muster an ihren Schalen wahr. Spüren Sie ihr Gewicht und an Ihrer Haut ihre Oberflächenbeschaffenheit. Fühlen sich die Kerne leicht oder schwer an, rau oder glatt? Haben sie regelmäßige, gleichmäßige Formen und Größen, oder sind sie alle verschieden? Bewegen Sie dann einige Kerne mit Ihren Fingerkuppen hin und her. Spüren Sie die Kanten und Formen und die Empfindungen, die sie in Ihren Fingern erzeugen. Vergleichen Sie es damit, wie sie sich in Ihrer Erinnerung vorher in Ihrer Hand angefühlt haben. Nun heben Sie die Sonnenblumenkerne an Ihre Nase und riechen an ihnen. Beobachten Sie, was Ihnen in den Sinn kommt, wenn Sie durch Ihre Nasenlöcher ihren Geruch aufnehmen. Ruft er eine Erinnerung wach, oder taucht ein Bild in Ihrem Geist auf? Dann schließen Sie die Augen und nehmen die Kerne in den Mund. Wie fühlt es sich an, wenn Ihre Zunge sie betastet? Erzeugen sie beim Kauen Speichel? Sind sie knusprig? Beobachten und beschreiben Sie den Geschmack. Ist er süß, salzig oder bitter? Was hören Sie? Nehmen Sie das Geräusch Ihres Kiefers wahr, das beim Kauen entsteht, und das Schluckgeräusch. Sagen Sie sich in Ihrem Kopf das Wort »Kern«. Wiederholen Sie das einige Male, bevor Sie sie hinunterschlucken. Welcher Art ist die Empfindung, während die Kerne Ihre Kehle hinuntergleiten?

Trainingsempfehlung: Die Sinne aufwecken

Diese Übung hilft, zu den bloßen Sinnesempfindungen Zugang zu finden und sie zu beobachten. Das kann äußerst nützlich sein, wenn Sie ärgerlich sind oder von etwas überwältigt, das in Ihrem Kopf abläuft, das heißt genau dann, wenn es am schwierigsten ist, bei der reinen Empfindung zu bleiben und einfach gewahr zu sein. Die Übung beginnt damit, den Fokus nah beim bloßen Fühlen zu halten, und lässt ihn sich dann ausweiten, um Sie mit dem Rest zu verbinden, der um Sie herum vorgeht. Das ist zu tun:

- Nehmen Sie das Kommen und Gehen Ihres Atems wahr. Entspannen Sie sich. Gehen Sie etwas auf und ab, um sich zu beruhigen. Sie lernen gerade, Ihren Geist zu schulen, damit er nur mit dem beschäftigt ist, was im Augenblick vor sich geht.

- Beginnen Sie mit Ihrem Sehsinn. Sagen Sie sich »ich sehe…« und beobachten, was Sie um sich herum sehen. Erkennen Sie Farben, Formen, Gegensätze im Farbton und in der Beschaffenheit. Schließen Sie die Augen und reproduzieren, was Sie gesehen haben, als Bild vor Ihrem inneren Auge.

- Gehen Sie dann zum Hören über. Sagen Sie sich »ich höre…« und beschreiben die Geräusche um Sie herum.

- Gehen Sie dann weiter zu dem, was Sie riechen, schmecken und fühlen. Wenn Sie zu Ihren Gefühlen kommen, sagen Sie sich »ich fühle…« und benennen Ihre Gefühle. Denken Sie daran, dass Sie widerstreitende Gefühle haben können. Sie können zum Beispiel im gleichen Augenblick traurig und glücklich sein.

- Erinnern Sie sich daran, bei der Empfindungsebene zu bleiben. Analysieren oder interpretieren Sie nicht.

Diese Übung zielt darauf ab, Sie aus Ihrem Kopf zu holen und mit der Sinneswahrnehmung Ihrer Umgebung wieder unmittelbar zu verbinden. Spüren Sie das Buch in Ihrer Hand, bemerken Sie, was Sie riechen, nehmen Sie wahr, wie sich der Stuhl anfühlt, auf dem Sie sitzen, und drücken Sie Ihre Füße in den Boden. Nehmen Sie die Farbe der Wände wahr und die Einzelheiten eines Bilds.

2 Beobachten, was den Geist beschäftigt

Nach dem Aufwecken unseres Gewahrseins geht es als Nächstes darum, einen Schritt zurückzutreten und unseren Geist zu beobachten. Unser Geist ist ständig in Bewegung. Denken, Träumen, Planen, Überlegen, Verarbeiten, Nachdenken sind nur einige der Vorgänge, die in unserem Kopf ablaufen. Unser Geist ist mit vielen Dingen beschäftigt, doch nur selten drosseln wir das Tempo und beobachten, was genau er tut.

Beobachten ist so, als ob wir von dem, was in unserem Kopf vor sich geht, ein verbales Bild malen würden. Aber wir machen keine zusätzlichen Farbtupfer, damit das Bild »besser« aussieht, oder übermalen die Teile, die uns nicht gefallen. Wir malen es nicht so, wie wir meinen, dass es aussehen »sollte«. Beobachten ist einfach sehen, wie es ist, ohne Wertung oder Veränderung. Den eigenen Geist zu betrachten ist wie einen Schritt zur Seite tun, um hineinzuschauen. Es ist, wie wenn man den Deckel von einem Topf abnimmt. Wir heben den Deckel, werfen einen Blick hinein und sehen, was in unserem Geist gerade vor sich hinschmort.

Hier ist ein klassisches Beispiel, wie man Beobachtung nutzen kann, um ein Bewusstsein für achtsame Essmuster zu entwickeln. Eine Frau, die achtsame Essübungen ausführte, erzählte mir: »Ich brauchte zehn Minuten, um mich zu entscheiden, was ich in meinem Lieblingsfeinkostladen bestellen wollte. Mir wurde bewusst, wie frustriert und unentschieden ich war. Ich schaltete meine unparteiische, wachsame Haltung ein, um festzustellen, was einer einfachen Entscheidung im Weg stand.

Ich beobachtete mich und sagte mir: ›Ich verhandle gerade. Ich bin mir bewusst, dass ich nicht nur daran denke, meinen Hunger zu befriedigen. Ich *feilsche* mit mir.‹ Ich sage Dinge wie: ›Wenn ich den Hamburger nicht nehme, kann ich später einen Schokoriegel essen. Wenn ich das Huhn nehme, kann ich auch noch die Suppe essen.‹ Ich verurteilte oder kritisierte mich nicht dafür. Nachdem ich meine ›Feilsch-Strategie‹ beobachtet hatte, kam ich zu dem Schluss, dass es am besten wäre, das Verhandeln zu lassen und einfach eine weise Wahl zu treffen. Das tat ich dann.«

Beim Erkennen und Beobachten der eigenen Erfahrung ist grundlegend, sich nicht in dem zu verfangen, was man sich darüber erzählt. Nehmen wir den Fall, es tritt Ihnen in einer überfüllten U-Bahn jemand auf den Fuß. Ob Sie das für ein Versehen oder Absicht halten, ändert nichts an der Empfindung oder dem Schmerzgrad, den Sie erleben. Ihre jeweilige Interpretation jedoch wird sich ganz unterschiedlich auf Ihre Stimmung auswirken. So viel Einfluss kann also die Beurteilung Ihrer Erfahrung haben.

Trainingsempfehlung: Den hungrigen und den satten Geist beobachten

Wenn man einen leeren Magen hat, kann man normalerweise an nichts anderes denken als an Essen. Das Gefühl des leeren Magens schiebt jeden anderen Gedanken beiseite, nur nicht den an die Stillung des Hungers. Hunger lenkt den Geist vom gegenwärtigen Augenblick ab, und Sie hält er davon ab, Ihre Erfahrung zu beobachten und zu beschreiben.

Für diese Übung führen Sie mit Ihrem Geist ein Experiment durch. Beobachten Sie einfach, was innerlich und äußerlich passiert, wenn Sie Hunger haben und wenn Sie satt sind. Bemerken Sie so viele Einzelheiten wie möglich, und beschreiben Sie sie ebenso detailliert. Nehmen Sie Gedanken, Gefühle und Ihren Körper wahr.

Den hungrigen Geist beobachten: Damit beschäftigt sich der hungrige Geist: Er plant, wie er an etwas Essbares kommt, möchte unbedingt etwas haben, sehnt sich danach, träumt es herbei, fühlt sich zerstreut und unfähig, sich zu konzentrieren, ist unzufrieden, wird von Gerüchen abgelenkt, hört gespannt, ob Kollegen nicht zum Mittagstisch aufbrechen, schaut auf die Uhr.

Beobachten des angenehm satten Geistes: Das geht im angenehm satten Geist vor sich: Er fühlt sich gesättigt, kann sich auf die Arbeit konzentrieren, ist froh, besänftigt, zufrieden, befriedigt, wohlig, ruhig, aufmerksam, bewusst.

3 Im Augenblick essen

Eine Mahlzeit achtsam zu sich nehmen heißt den Geist völlig auf den »Vorgang« des Essens zu richten. Wir sind in jedem Moment präsent und konzentrieren uns auf das Hier und Jetzt. Wir beginnen damit, das Essen anzuschauen, die verschiedenen Farben und Formen wahrzunehmen. Wir sehen wirklich, was vor uns steht. Jeder Aspekt der Mahlzeit wird wahrgenommen, vom leuchtenden Rot der Tomate bis zur geschmeidigen, seidigen Konsistenz des Joghurts. Wir sind uns auch gewahr, wie wir uns dem Löffel und der Gabel nähern. Essen gelangt nicht automatisch in unseren Mund. Unser ganzer Körper ist daran beteiligt, es dorthin zu bringen. Wir bemerken das Ergreifen und Heben des Essbestecks, das Schneiden des Fleisches und nehmen wahr, wie es sich anfühlt, wenn wir den Mund öffnen und schließen. ›Im Augenblick essen‹ heißt genau zu merken, wie wir kauen, welche Temperatur das Essen hat, wie es schmeckt, wie sich das Schlucken anfühlt. Es bedeutet wahrzunehmen, was wir hören: dass das Essen zum Beispiel brutzelt oder dampft, das knirschende Geräusch, das das Kauen verursacht, und den Laut, den das Schlürfen durch einen Strohhalm erzeugt.

Wenn man beim Essen in jedem Augenblick präsent ist, bereitet das Essen nicht nur mehr Freude, sondern es hilft auch wesentlich, Essanfälle oder Überessen einzudämmen. Eine Frau sorgte sich ständig: »Woher weiß ich, dass daraus kein Essgelage wird, wenn ich einem meiner Gelüste nachgebe?« Das kannte sie zur Genüge. Wenn sie sich *einen* Schokoladenkeks genehmigte – die Droge ihrer Wahl –, verlor sie erfahrungsgemäß die Kontrolle und aß zu viele, was ihre Angst vorm Essen verstärkte. Um diese Sorge zu beruhigen, setzte sie achtsame Esstechniken ein, die den Essvorgang verlangsamten. Sie lernte die Süße und den geschmacklichen Reichtum der Schokoladenkekse zu genießen, den Geruch, der ihr das Wasser im Mund zusammenlaufen ließ, und ihre zarte, schmelzende Konsistenz. Wenn sie mit ihren Körperreaktionen wirklich in Verbindung war, konnte sie auch Zugang zu dem Vergnügen finden.

Während sie über ihr Essverhalten nachsann, erkannte sie, dass ihr Verlangen, unkontrolliert Kekse zu essen, damit zu tun hatte, dass ihrem Leben etwas fehlte: Sie würde sich gern gehen lassen und Freude empfinden. Ihr Wunsch, sich über Essen herzumachen, kam und ging von einem Moment zum anderen. Sie lernte nicht zuzulassen, dass der Drang, übermäßig ihren Essgelüsten zu frönen, von ihr Besitz ergriff.

Trainingsempfehlung: Völlig präsente Mahlzeiten

Eine Möglichkeit, den Essvorgang zu drosseln, besteht darin, Ihre gewohnte Art zu essen in Frage zu stellen. Versuchen Sie für eine Mahlzeit statt normalem Besteck Stäbchen zu benutzen. Das zwingt Sie, kleinere Bissen zu nehmen, langsamer zu essen und sich Ihr Essen genauer anzuschauen. Spüren Sie die Essstäbchen, wie sich Ihre Finger krümmen und sie halten, und beschreiben sich innerlich, was Sie erleben. Zuerst fällt es Ihnen vielleicht schwer, das Essen damit aufzunehmen. Bleiben Sie dran, und probieren Sie es weiter. Beobachten Sie, welche Empfindungen Sie in jedem einzelnen Moment haben, während Sie das Essen aufnehmen und es in den Mund stecken. Betrachten Sie jeden Bissen als einen Schnappschuss der gesamten Erfahrung.

4 Achtsame Mahlzeiten – Essensbetrachtung

Als McDonald's ein Restaurant am Fuß einer alten Sehenswürdigkeit eröffnen wollte, der Spanischen Treppe in Rom, gab es einen riesigen Aufschrei in der örtlichen Kommune. Warum machte das den Italienern so viel aus? Die Italiener sind dafür bekannt, dass sie gern ausgedehnt und gemütlich speisen. Diese wichtige kulturelle Haltung zum Essen wird durch die Anwesenheit eines McDonald's-Restaurants bedroht. Essen ist ein Erlebnis. Es ist nichts, das man unter Zeitdruck, auf dem Sprung oder schnell tut. Die amerikanische Kultur betont oft das krasse Gegenteil von gemütlichem Speisen, was an dem Begriff »Fastfood« deutlich wird.

Die Vorstellung des Verlangsamens ist für viele geschäftige Menschen etwas Fremdartiges. Verschiedene Dinge gleichzeitig zu tun wird für effizient gehalten; zum Beispiel beim Kochen zu telefonieren. Mehr als eine Aufgabe zur gleichen Zeit zu erledigen ist komplex und verwirrend. Oft erhöht es den Druck und hemmt die Konzentration. Im Extremfall kann es gefährlich sein, seine Aufmerksamkeit aufzuteilen, zum Beispiel, wenn man beim Autofahren telefoniert. Essen ist eine so automatisierte Tätigkeit, dass dabei oft Zeitung gelesen, geredet, ferngesehen und Musik gehört wird. Das beeinträchtigt stark die Fähigkeit, darauf zu achten, wie man isst, und eine weise Essenswahl zu treffen. Der Drang, mehrere Dinge gleichzeitig zu tun, zeigt, wie fremd es für uns ist, unsere Aufmerksamkeit bei nur einer Sache und im Hier und Jetzt zu halten.

Alex' Essgewohnheiten zum Beispiel waren stark von Bequemlichkeit bestimmt. Ihr Motto bezüglich Essen war »schnapp dir was im Vorbeigehen«. Einen achtsameren Zugang einzunehmen bedeutete für sie, sich hinzusetzen und sich mit der gesamten Erfahrung zu verbinden. Statt zu Mittag zu essen, während sie ihre E-Mails und Anrufe beantwortete, bemühte sie sich, nur eine Sache auf einmal zu tun. Wenn sie aß, war das alles, was sie tat. Sie konzentrierte sich auf die Handlung und den Vorgang des Essens. Das erhöhte drastisch ihre Verbindung mit der tatsächlichen Erfahrung. Sie schmeckte das Essen wirklich, und ihr Gehirn und ihr Magen waren in der Lage zu registrieren, dass ihr Körper Nahrung aufnahm, und ihr klare Botschaften zu senden, wenn sie satt war. Sie machte auch weniger achtlose Fehler, die daher rührten, dass sie ihre Aufmerksamkeit zwischen Arbeit und Essen aufgeteilt hatte.

Trainingsempfehlung: Achtsame Mahlzeiten

Beginnen Sie mit einer Mahlzeit: Frühstück, Brunch, Mittag- oder Abendessen. Suchen Sie sich aus, wo Sie essen möchten, zum Beispiel an Ihrem Küchentisch oder im Pausenraum auf der Arbeit. Setzen Sie sich still dort hin und erlauben keine Ablenkungen (stehen Sie zum Beispiel nicht auf, legen Sie alles, was Sie essen wollen, bevor Sie anfangen, auf den Tisch, gehen Sie nicht ans Telefon, wenn es läutet). Um achtsam zu sein, müssen Sie Ihre volle Aufmerksamkeit dem Essen widmen. Sie handeln mit ungeteilter Aufmerksamkeit, statt automatische Verhaltensweisen ohne Gewahrsein zu produzieren. Nehmen Sie sich vor, alle Ihre Handlungen vollständig zu erleben.

Achtsamkeitslehrer leiten ihre Schüler gewöhnlich zu Gehmeditationen an. Daran soll veranschaulicht werden, wie wertvoll es ist, den Geist auf nur eine Tätigkeit zu lenken. Wenn er von anderen Gedanken überrannt wird, verlieren die Übenden völlig das Gewahrsein für den Gehvorgang, für die Art, wie sie gehen, für ihr Tempo, die Bewegung ihrer Beine usw. Die Übung lehrt, nicht zu »denken«, einfach zu gehen und zu beobachten. Analog dazu, konzentrieren Sie sich beim Essen nur auf den Essensvorgang und genießen Ihre Mahlzeit.

5 Achtlose Essabläufe durchbrechen

Unflexible Essgewohnheiten sind ein verbreiteter Grund für achtloses Essen. Routine und Wiederholung helfen die Welt zu vereinfachen. Um die manchmal überwältigende Essensentscheidung zu erleichtern, bilden wir Kategorien und machen Listen von Dingen, die wir mögen, nicht mögen und die in Ordnung sind. Wir haben es gern, wenn diese Entscheidungen einfach und schnell gehen.

Menschen, die auf ihr Gewicht achten, haben andere Kategorien als »das macht dick« oder »das ist schlecht«. Die Kehrseite von Routine ist, dass wir anfangen, unsere Wahl achtlos zu treffen, und aus dem Auge verlieren, warum wir etwas essen. Wir nehmen etwas zu uns, ohne genauer darüber nachzudenken oder es wirklich zu genießen. Die Zusammenstellung unserer Speisen ist beschränkt und beruht auf emotionalen Reflexen statt auf achtsamen Essgewohnheiten.

Bei meinen Klienten ist die Unterteilung von Nahrungsmitteln in »sicher« und »unsicher« am üblichsten. Oft wird ein bestimmtes Nahrungsmittel unbewusst in eine negative Kategorie eingeordnet und bleibt so lange dort, bis die Listenmacher es befreien. Amy meinte zum Beispiel, dass sie gesund esse, bis sie eine bewusste Bestandsaufnahme vornahm. Ihr strenger Speiseplan bestand hauptsächlich aus Salat und einfachen Bagels. Obwohl sie viele Dinge gern aß, hatte sie sich auf die beiden beschränkt, weil sie einen niedrigen Fettgehalt haben. Durch diese Entscheidung war die emotionsgeladene Frage, was sie essen sollte, schnell und ohne große Überlegung beantwortet. Sie fürchtete sich vor Käse, Fleisch und Avocados, weil sie gelesen hatte, dass ihr Fettgehalt so hoch ist. Sie aß nie davon, weil ihr das Angst machte. Sie glaubte, sie würde sofort zunehmen, wenn sie davon essen würde.

Obwohl ihre achtlose Essroutine ihr im Moment keine Schuldgefühle machte, hatte sie langfristige Folgen. Sie fing an sie zu langweilen und, was entscheidender war, ihr fehlten wichtige Proteine, Vitamine und Mineralstoffe. Dann geriet ihr Glaube ins Wanken, dass sie verschiedene Dinge nicht essen »konnte und sollte«, was sie ironischerweise ärgerlich machte. Der ständige Kampf mit sich selbst, was sie sich zu essen erlaubte, zehrte an ihrer Energie und nahm ihr die Freude am Essen.

Trainingsempfehlung:
Neue Essgewohnheiten ausbilden

1. Machen Sie zwei Listen. Auf einer führen Sie die Lebensmittel auf, die Sie »achtsam« essen, und auf der anderen die, die Sie »achtlos« essen. Lebensmittel, die Sie »achtlos« essen, sind jene, die Sie vermeiden, be-

schränken, als »schlecht« definieren, die starke Schuldgefühle hervorrufen und/oder dazu führen, dass Sie zu viel oder völlig unkontrolliert essen. Achtsam gewählte Nahrungsmittel mögen auch Gefühle erzeugen, doch sind diese meistens positiv oder neutral. Was Sie mit Bedacht wählen, werden Sie bereitwillig und ohne Vorbehalte oder Angst essen. Wenn Sie eine solche Unterteilung nicht bewusst vornehmen, haben Sie vielleicht ein inneres Gespür für Ihre emotionale Reaktion (sorgloses Essen gegenüber Nahrungsmitteln, die Schuld, Stress oder Angst auslösen). Es ist wichtig damit in Kontakt zu kommen, wie Sie auf diese beiden Kategorien reagieren. Der erste Schritt zur Veränderung eines Verhaltens besteht darin, sich dessen bewusster zu werden. Nehmen Sie diese Kategorien in Ihr bewusstes Denken auf und schärfen Ihre Aufmerksamkeit für sie.

2. Als Nächstes überlegen Sie sich, wie Sie die Nahrungsmittel aus den beiden Kategorien herausbekommen können. Bezeichnen Sie einen Keks nicht mehr als »schlecht«, sondern geben ihm einen Zweck. Vielleicht brauchen Sie einen Happen zwischendurch. Wenn das der Fall ist, essen Sie den Keks mit achtsamen Bissen. Oder Sie benutzen ihn, um Ihr Verlangen nach Süßigkeiten zu stillen. Oder »verschreiben« Sie sich einen Keks pro Tag. Beginnen Sie mit den Dingen, die Sie achtlos essen. Wenn Sie damit vertrauter sind, beginnen Sie damit zu experimentieren, Dinge auszu-

probieren, die Sie völlig von Ihrem Speiseplan gestrichen hatten oder solche, vor denen Sie ziemliche Angst haben oder die Sie nur widerwillig essen. Besiegen Sie Ihre Ängste.

3. Brechen Sie aus Ihrer gewohnten Routine aus. Ob Sie jede Woche im Lebensmittelgeschäft die gleichen Dinge kaufen oder ob Sie die Gänge nach Besonderheiten absuchen, machen Sie es nun anders. Begutachten und kaufen Sie zum Beispiel eine exotische Frucht: eine Mango, eine Papaya oder eine asiatische Birne. Oder probieren Sie ein Vollkornbrot für Feinschmecker. Ergänzen Sie Ihre Mahlzeiten um eine Prise eines ungewohnten Gewürzes, und gestalten Sie sie abwechslungsreicher. Gehen Sie durch das Geschäft und betrachten achtsam jeden Artikel. Werden Sie sich Produkte gewahr, die Sie bisher nie bemerkt haben. Drehen und wenden Sie die Packungen, nehmen Sie die Gerüche der Früchte wahr, untersuchen Sie alles eingehend und kaufen ein noch unbekanntes Lebensmittel.

6 Bleiben Sie bei Ihrem Schmerz

Buddhistisches Denken geht davon aus, dass der Wunsch, Leiden zu entkommen, die tief sitzende emotionale Wurzel von vielen Problemen ist. Insbesondere gilt das für achtloses Essen. Es kann sich sehr auf die Stimmung und Geistesverfassung niederschlagen, wenn man seine Essgewohnheiten verändert. Bei einer achtlosen Essroutine vermeidet man es gewöhnlich, mit seinem Essverhalten verbunden und präsent zu sein. Achtsames Essen verlangt von uns, dass wir uns immer, wenn wir uns zum Essen hinsetzen, bewusst sagen: »Ich entscheide mich dafür, meine Essweise zu verändern, und ich werde mich durch alle Schwierigkeiten hindurcharbeiten.«

Eine Klientin führte den Text des Liedes »The Gambler« [dt. »Der Spieler«. Anm. d. Übers.] von Kenny Rogers an, um zu beschreiben, wie sie sich vor ihren Ängsten versteckte und nie wusste, wann es sinnvoll war, sich ihnen zu stellen. Zu erkennen, wann sie »mithalten« sollte, wann »dieses Spiel aufgeben«, wann »ganz aufhören« oder wann »die Flucht ergreifen« [der Text dieses Lieds ist in Nordamerika allgemein bekannt und diese vier Verhaltensmöglichkeiten beim Pokerspiel werden auf viele Situationen angewendet. Die Flucht ergreift man, weil man falsch gespielt oder Angst hat. Anm. d. Übers.], war nicht ihre größte Stärke. Das heißt, sie hatte Schwierigkeiten zu unterscheiden, wann sie besser vor der Gefahr weglief und wann sie besser nicht nachgab und sich ihren Ängsten stellte.

Wenn man keine Kämpferin ist, mag die natürliche Überlebensstrategie Flucht sein. Auseinandersetzungen, Schmerz, Konflikt, schwierige Projekte und Angst können sehr schwer auszuhalten sein. Achtsamkeit sagt: »Laufe vor dem Leben nicht davon, auch nicht vor den Dingen, die am meisten wehtun.« Nehme die Erfahrung so an, wie sie ist. Manchmal schaffen die Orte, an die man sich flüchtet, mehr Probleme als der Ausgangspunkt. Laufen Sie vor dem Schmerz nicht davon – so lange nicht, bis sie vollständig verstanden haben, worum es bei dem Schmerz geht. Seien Sie stattdessen achtsam, indem Sie abwarten und den Schmerz umarmen. Wenn Sie verstehen, worum es bei alldem geht, hilft Ihnen das, Lösungen zu sehen, wie Sie sich hindurcharbeiten können.

Tonja begann eine Therapie, um sich mit ihrer Angst vor sexueller Nähe auseinanderzusetzen. Sie hatte ein Muster für Verabredungen entwickelt, das sich verdächtig wiederholt. Sobald eine Beziehung körperlich wurde, machte sie schnell einen Rückzieher. Ein achtsamer Zugang hielt sie dazu an, sich genau anzusehen, wovor sie achtlos wegrannte. Es stellte sich heraus, dass sie sich nicht vor Sex fürchtete, sondern vor ihrer Unfähigkeit, mit ihrem geringen Selbstbewusstsein in Bezug auf ihren Körper zurechtzukommen. Sie hatte Angst, ihr Körper wirke auf die Männer, mit denen sie ging, abstoßend. Abnehmen hatte ihr Selbstvertrauen nicht gesteigert, wie sie gehofft hatte. Tonja hatte ein gesundes, erstrebenswertes Gewicht. Aber sie hatte sich nicht mit ihren Gefühlen und selbstkritischen Urteilen beschäftigt. Ihre Beziehungsprobleme »hingen wie ein Gewicht an ihr«, sogar mehr noch als ihr schlechtes Körperbild.

Trainingsempfehlung: Im Geist Ordnung schaffen

Wenn man sich an einen unaufgeräumten Schreibtisch setzt, ist der erste Impuls oft, Ordnung zu schaffen. Papiere fein säuberlich zu stapeln, Unnötiges wegzuwerfen und Raum zu schaffen hat etwas Erleichterndes und Befreiendes. Sich seinen Problemen zu stellen, statt sie zu vermeiden, ist damit vergleichbar: Man bringt einen unordentlichen Schreibtisch in einen Zustand, der es ermöglicht wieder daran zu arbeiten, statt auf einen anderen Platz ausweichen zu müssen. Arbeiten Sie mit dem, was da ist. Gibt es Gefühle, Gedanken oder Probleme, denen Sie »entkommen« oder ausweichen wollen? Haben Sie etwas beiseitegeschoben und hoffen, es wird mit der Zeit schon besser, ohne dass Sie etwas damit tun müssen? Schieben Sie das Problem nicht weg. Nehmen Sie sich ein paar Minuten, um Ihre Augen zu schließen und die Sache zu sichten, der sie zu entkommen suchen. Stellen Sie sich dabei vor, Ihr Geist wäre Ihr Schreibtisch. Wie sieht Ihr Geist aus? In welcher Ecke ist er am unordentlichsten? Lassen Sie Unsortiertes und schlechte Gefühle in einer Schublade verschwinden? Sind Sie ordnungswütig? Nehmen Sie alle auftauchenden Gefühle an, ob Wut, Frustration oder Schmerz. Denken Sie nicht daran, wie Sie »wieder Ordnung schaffen« könnten. Nehmen Sie einfach wahr, was Sie fühlen, ganz gleich, was es ist, und bleiben Sie bei Ihren Gefühlen. Ihren Wunsch, Dinge, die Sie bekümmern, zu verändern, lassen Sie im Moment außer Acht und sehen sich bloß genau an, womit Ihr Geist angefüllt ist.

7 Im Jetzt leben

Statt im Augenblick zu leben, ist es ungeheuer leicht, sich in Erinnerungen an Vergangenes zu verlieren, oder in Phantasien über die Zukunft. Diese beiden Denkweisen halten uns davon ab, wahrhaft in diesem Augenblick präsent zu sein. Aus diesen Geisteshaltungen folgt, dass wir in einem Zustand von »ich hätte sollen« oder »ich kann es nicht abwarten, bis« leben statt von »ich bin eben jetzt genau hier«. Seien Sie sich immer der folgenden Wahrheit gewahr: Der gegenwärtige Augenblick ist die *einzige wirkliche* Zeit, die wir überhaupt haben.

Die Vergangenheit – die Zeitspanne, die von unseren frühesten Erinnerungen reicht bis zu dem Bedauern über etwas, das wir vor ein paar Sekunden gesagt haben – wird immer Vergangenheit sein. Sie ist unwandelbar, und die Möglichkeit, sie abzuändern, existiert nicht. Es kann nützlich sein, über die Vergangenheit nachzusinnen, wenn man sich besser verstehen und kennen will. Über Vergangenes nachzudenken ist allerdings nur dann hilfreich, wenn es mit einer annehmenden Haltung geschieht, und dem Wunsch, davon zu lernen, statt dem Drang, etwas zu verändern. Leider denken wir meistens in einer urteilenden »Ich wünschte, ich hätte«-Geisteshaltung an die Vergangenheit, oder wir malen uns aus, wie eine vergangene Situation hätte anders ausgehen können.

Häufig haben Menschen, die ihr Essen einschränken oder chronisch zu viel essen, mehr schmerzliche Erfahrungen gemacht, als sie mitteilen. So überrascht es nicht, wenn solche Erinnerungen in ihrem Geist vermutlich stets gegenwärtig sind, ob bewusst oder unterbewusst. Solche Erinnerungen können von der Gegenwart wegziehen und dazu verleiten, in der Vergangenheit zu leben, indem man im Geist immer wieder durchgeht, was man »hätte tun sollen«. Wenn das auf Sie zutrifft, ist es wichtig, mit Ihrem Schmerz zu arbeiten und ihn zu heilen, damit Sie die Gegenwart genießen können.

Trainingsempfehlung: In der Gegenwart leben

Mit dieser Übung lernen Sie eine buddhistische Meditationsart kennen, durch die man die Vergangenheit loslassen und in der Gegenwart leben kann. Sie heißt *Dhyana*-Meditation. Sie verlangsamt den Geist, um zu verhindern, dass wir von einem Gedanken zum nächsten hüpfen. Die Übung erfordert etwas Vorbereitungszeit.

Denken Sie zunächst daran, welche Begebenheiten Ihren Geist von der Gegenwart wegziehen. Zum Beispiel hatte eine Frau Schwierigkeiten, sich von einer alten Beziehung zu lösen. Immer wenn sie sich wegen irgendetwas schlecht

fühlte, kam ihr lebhaft ihr früherer Geliebter in den Sinn. Die Erinnerungen überdeckten dann alles andere, was im Moment gerade in ihr vorging, und versetzten sie in eine deprimierte Stimmung.
Wählen Sie für diese Übung einen Gedanken aus, der Sie oft daran hindert, im Augenblick zu sein. Das könnte ein immer wiederkehrender Gedanke an ihr Aussehen sein, oder ein begangener Fehler oder eine erlebte Unfreundlichkeit. Es könnte jeder immer wieder auftauchende Gedanke sein.
Als Nächstes stellen Sie sich einen Fluss vor, der am Fuß eines grünen Hügels entlangführt. Setzen Sie sich in Ihrer Vorstellung ans Flussufer und betrachten die auf dem Wasser vorbeischwimmenden Blätter und Zweige. Denken Sie dann an Ihren Geist, als wenn er ein fließendes Gewässer wäre. Gedanken schwimmen wie Blätter ständig vorbei. Sie können die Blätter vorbeifließen lassen oder vom Flussufer aus anhalten und aus dem Wasser nehmen. Das Gleiche können Sie mit Ihren Gedanken tun. Sie können einen aus der Menge herausgreifen und bei ihm verweilen, oder Sie können ihn vorbeiströmen lassen wie all die anderen. Bemerken Sie, wenn negative Gedanken über sich oder Ihren Körper in Ihr Gewahrsein treten. Reagieren Sie nicht auf sie. Stattdessen nehmen Sie ihre Anwesenheit bloß zur Kenntnis und lassen sie an sich vorbeifließen. Wenn Ihnen ein negativer Gedanke über die Vergangenheit kommt, kann er Sie in Vergangenes hineinziehen. Wenn Sie ihn aufnehmen und bei ihm verweilen, kann er Sie davon abhalten, im Augenblick zu le-

ben. Wenn Sie trotzdem nach diesem Gedanken greifen wollen, halten Sie ihn nur kurz in Ihrem Geist und stellen sich dann vor, ihn wieder in den Strom zurückzuwerfen. Lassen Sie ihn ziehen. Verbinden Sie sich mit allem, was genau jetzt in Ihrem Leben passiert. Erkennen Sie an, wo Sie in diesem Augenblick sind.

8 Was haben Sie im Sinn? Nicht auf dem Teller!

Eine Klientin erzählte eine packende Geschichte über ihre Unfähigkeit, mit ihrer Angst vor einer kleinen vorstehenden Wucherung in ihrem Magen zurechtzukommen. Aus Furcht, dass es Krebs sein könnte, ging sie nicht zum Arzt. Nach zwei Jahren war die gutartige Wucherung so groß geworden, dass sie fast zehn Pfund wog. Wenn sie das Problem rechtzeitig angegangen wäre, hätte die Wucherung mit einem einfachen, praktisch schmerzlosen chirurgischen Eingriff entfernt werden können. Aber dadurch, dass sie es so lange hatte anstehen lassen, waren zahlreiche andere gesundheitliche Probleme entstanden, fast unüberwindliche emotionale Probleme und soziale Isolation. Keines dieser Probleme war durch die Wucherung selbst verursacht. Sie waren die Folge ihrer Nichtbeachtung. Die Frau musste schließlich eine ausgedehnte Operation über sich ergehen lassen, damit die Wucherung entfernt werden konnte. Wenn sie sie weiter ignoriert hätte, wäre sie letzten Endes daran gestorben.

In gewisser Weise tragen wir alle eine Art gutartige Wucherung mit uns herum. Das sind die Dinge, die uns nicht umbringen, aber je länger wir sie aus Angst nicht anschauen, desto schneller wachsen sie und desto mehr belasten sie uns. Indem wir uns einen kleineren Schmerz in der Gegenwart anschauen, können wir viel größerem Schmerz in der Zukunft vorbeugen. Ein Gewichtsproblem anzugehen oder irgendeine andere Schwierigkeit, die in Ihrem Körper oder Ihrer Psyche heimlich vor sich hin wächst, erleichtert Geist und Herz.

Ist Essen wirklich das Problem? Oft ist nicht Essen das wahre Problem, sondern es wird benutzt, um andere Probleme sichtbar zu machen. Warum verwendet man dafür Essen? Weil es sehr sichtbar, leicht erhältlich, legal und ständig vorhanden ist. Zudem ist es als Droge der Wahl gesellschaftlich viel akzeptierter als echte Drogen oder Alkohol.

Mit Essen hat man jeden Tag zu tun. Deshalb ist es eins der Probleme, die am schwierigsten in den Griff zu bekommen sind. Anders als Alkohol oder Drogen, die man völlig aus seinem Leben heraushalten kann, kann man nicht aufhören, Nahrung zu sich zu nehmen. Achtsam zu essen bedeutet zu lernen, wie man seine Nahrungsaufnahme »feiner einstellen« kann, und nicht, wie man sie ausschaltet.

Trainingsempfehlung: Die darunterliegenden Probleme

Stellen Sie sich einen großen Eisberg mitten im arktischen Ozean vor. Tauchen Sie in Ihrer Vorstellung tief in das eiskalte Wasser, um zu sehen, wo er aufhört. Probleme mit achtlosem Essen sind wie Eisberge, weil es sehr schwer ist zu sehen, wie tief sie reichen und was sie verbergen. Die »Spitze des Eisbergs« ist der sichtbare Aspekt unseres Essverhaltens: die Häufigkeit der täglichen Mahlzeiten, die speziellen Lebensmittel, die wir zu uns nehmen, und ihre Menge. Aber die wirkliche Frage, die Frage danach, *warum* wir essen, was wir essen, ist unsichtbar und kann nur beantwortet werden, indem wir unser Inneres erforschen. Was liegt unter Ihrem Wunsch abzunehmen? Welche größeren Probleme führen zu Ihren Gewichtssorgen? Ein allgemeiner Mangel an Selbstwert, der irrationale Glaube, dass »ich glücklich sein werde, wenn ich zehn Pfund abnehme«, oder der Wunsch Kontrolle über einen Aspekt Ihres Lebens auszuüben? Wir wissen alle, was passiert, wenn schwelende Probleme ignoriert werden. Den Problemen unter der Oberfläche den Rücken zuzukehren kann gewagt sein und Sie der Verletzung durch unvorhersehbare, verborgene Gefahren aussetzen. Wenn Sie sich der Probleme, die dazu führen, dass Sie achtlos essen, bewusst werden, hilft Ihnen das beim Erlernen von achtsamem Essen.

9 Der mitfühlende Geist

Die buddhistische Lehre hält dazu an, mitfühlend zu sein, das heißt, jedem Leben mit Respekt und Liebe zu begegnen. Und da wir Lebewesen sind, bedeutet das auch Mitgefühl gegenüber uns selbst zu haben. Zu Mitgefühl gehören Geduld, Großzügigkeit, Toleranz und Vergebung, und zwar nicht nur in Bezug auf andere, sondern auch hinsichtlich unserer eigenen Schwierigkeiten. Mitfühlendes Verhalten bedeutet auch Neid, Feindseligkeit, kritische Haltungen und Rachegefühle loszulassen. All das gehört untrennbar zu einer Lebensweise, die keinen Schaden zufügt, weder anderen noch uns selbst. Das sind die grundlegenden buddhistischen Prinzipien eines guten Lebens.

Der Buddha betonte, ohne Mitgefühl für sich selbst seien wahre, von Herzen kommende Freundlichkeit und Anteilnahme gegenüber anderen unmöglich. Nach dieser Philosophie *verdienen wir selbst unsere Liebe und Zuneigung genauso wie jedes Wesen im ganzen Universum.* Ganz gleich, wer wir sind, wir haben das Recht, gut behandelt zu werden, und wir brauchen es auch. Wenn wir allerdings in Bezug auf unsere eigenen Angelegenheiten nicht freundlich und mitfühlend mit uns umgehen, behandeln wir uns nicht gut.

Wenn Sie je mit jemandem über seine Essprobleme gesprochen haben, ist Ihnen wahrscheinlich bekannt, wie leicht es ist, kein Mitgefühl für sich selbst zu haben. Wenn Sie sich gerade mit Essen vollgestopft haben, ist es schwer, eine vergebende Haltung einzunehmen und freundliche Worte für sich selbst zu finden. Es ist schwierig, dem Überessen zu entsagen. Aber Selbstkritik ist das absolute Gegenteil von Mitgefühl. Sie entsteht oft aus einem Mangel an Verständnis. Wahrscheinlich können sich alle an einen Fall erinnern, als sie einmal jemandes Verhalten kritisiert haben, ihre Meinung im Nachhinein aber geändert haben, nachdem sie die ganze Geschichte erfahren hatten. Wenn wir eine Anteil nehmende Haltung entwickeln, gehen wir zunächst nach innen und spüren die Vielschichtigkeit unseres eigenen Leids.

Trainingsempfehlung: Achtsam mitfühlend sein

Überlegen Sie, wo Sie in Ihrem Leben mehr Mitgefühl bräuchten. Beginnen Sie bei sich. Begegnen Sie sich mit Wohlwollen. Seien Sie verständnisvoll, wenn Sie ein Problem haben, statt sich zu kritisieren. Wenn Sie achtlos essen, sagen Sie sich »das ist in Ordnung« und benutzen Worte, die mitfühlend sind. Menschen mit Essproblemen sind häufig viel besser darin, Mitgefühl für andere zu haben als für sich selbst. Denken Sie daran, wie gut Sie anderen vergeben können. Benutzen Sie das als Orientierung dafür, was Sie zu sich sagen können, wenn Sie achtlos gegessen haben. Der Buddha lehrt uns, dass *ein*

Wort, das Frieden bringt, besser ist als tausend leere Worte. Denken Sie daran, dass Mitgefühl hilft, tiefer zu schauen und zu erkennen, woher das Problem rührt. Wenn man sich mit Kritik geißelt, fühlt man sich nicht besser und hemmt zudem die Fähigkeit, die Sache klar zu durchdenken. Selbstkritik wird Sie nur in eine weitere Schleife achtlosen Essens führen. Wenn Sie anfangen sich herabzusetzen, begegnen Sie der Selbstkritik mit Gedanken und Aussagen wie den folgenden:

- Es ist in Ordnung, nächstes Mal wird es leichter sein.
- Ich gebe mir wirklich die größte Mühe, aber mein Tag war richtig hart.
- Ich konnte nicht anders. Ich versuch's wieder.
- Es ist unheimlich anstrengend achtsam zu sein, wenn ich mich so fühle.
- Ich bin eine klasse Freundin und ein großartiger Mensch.
- Ich verstehe das, ich weiß, dass es schwer ist.
- Jeder macht Fehler.
- Es schmerzt mich, aber es wird vergehen.
- Achtsam sein ist ein Prozess; es braucht Zeit.
- Ich möchte mein Bestes.
- Ich mag mich, ganz gleich, was passiert oder was ich tue.

10 Achtloses Diäthalten aufgeben

Im Allgemeinen kann man »achtloses Essen« ungefähr mit Diäten [damit sind im Zusammenhang dieses Buchs ausschließlich nicht gesundheitsbedingte Reduktionsdiäten gemeint, Anm. d. Übers.] gleichsetzen. Sie sind ein leuchtendes Beispiel für eine unachtsame Lebensführung. Denn sie halten dazu an, das Jetzt zu vergessen, die Schwierigkeit und die Beschwerlichkeit einer Diät, und sich stattdessen auf erhoffte Resultate in der Zukunft zu konzentrieren. Der Begriff »Diät« beinhaltet die Idee von einem *bestimmten Zeitrahmen*, innerhalb dessen man ganz bewusst auf seine Nahrungswahl achtet, schickt aber auch schon voraus, dass die Notwendigkeit, ein solches Gewahrsein aufrechtzuerhalten, enden wird. Wer eine Diät macht, freut sich auf die Zeit, wenn er oder sie besser aussieht und wieder »normal« essen kann.

Diäten zwingen einen die Menge und Art der Nahrungsmittel, die man zu sich nimmt, zu verändern und verlangen so, dass man die vier Säulen achtsamen Essens vernachlässigt. Das trifft besonders hart die »Fühl«-Säule. Diäten pressen gewissermaßen die Freude aus dem Essen heraus.

Wenn etwas gut schmeckt oder sich gut anfühlt, muss es »schlecht« sein. Die achtlosesten Diäten sind diejenigen, die ganze Nahrungsgruppen ausschließen und beispielsweise verlangen, dass man völlig auf Kohlenhydrate verzichtet, oder auf Milchprodukte oder Fleisch. Solche Diäten schmecken wie Pappkarton und enthalten oft nicht alle nötigen Nährstoffe. Diäten sind ohnehin schon anstrengend. Wenn sie dann auch noch den Spaß am Essen verderben, sind sie fast zwangsläufig zum Scheitern verurteilt. Ungefähr 95 % der Menschen, die eine Diät gemacht haben, wiegen ein Jahr später wieder genauso viel wie vorher (Zerbe 1995).

Die Achtlosigkeit von Diäten wird besonders dann augenfällig, wenn der Körper negativ auf das Fehlen einer ausgewogenen, nahrhaften Kost reagiert. Menschen, die abnehmen wollen und deshalb plötzlich weniger Kohlenhydrate und stattdessen viel mehr Proteine zu sich nehmen, berichten häufig von Kopfschmerzen, Wackeligkeit und Übelkeit. Körperliches Unbehagen ist ein eindeutiges Signal, dass dem Körper zum richtigen Funktionieren bestimmte Nährstoffe fehlen. Wenn Sie sich körperlich unwohl fühlen, ist etwas Wichtiges aus dem Gleichgewicht geraten. In der Regel glauben achtlose »Diäter«, dass sich das durch die Diät auftauchende Unbehagen auflösen wird oder sie sich einfach damit abfinden werden. Insgesamt kann man sagen, dass Diäten feine Verbindungen zwischen Körper und Geist zerstören.

Achtsamkeit beim Essen bedeutet nicht »iss, was und wann du es möchtest«, sondern hält dazu an, die vier Säulen achtsamen Essens in ein ausgewogenes Gleichgewicht zu bringen: Achtsamkeit auf den Geist, den Körper, die Gedanken und die Gefühle. Wenn man unkontrolliert isst, werden Körper und Geist revoltieren. Übersatt zu sein kann genauso unangenehm sein, als wenn man sich ausgehungert fühlt. Wenn Sie sich mit Essen »vollgestopft« haben, ist Ihr Körper träge und/oder aufgebläht. Ihr Geist ist dann vielleicht von Selbstkritik erfüllt, Ihre Gefühle bestehen vermutlich aus Schuld und Selbsthass, und wenn Sie überhaupt noch denken können, werden Ihre Gedanken wahrscheinlich endlos darum kreisen, was Sie gegessen haben und dass Sie es hätten nicht tun sollen.

Eine Klientin beschrieb das einmal so: Es fühlt sich wie eine Tortilla mit zu viel Füllung an. Sie meinte, ihre Seiten würden »überquellen«, und es fiel ihr sehr schwer, ihren behäbigen Körper zu bewegen, wenn sie so voll war. All das kann hoffentlich dadurch verhindert werden, dass Sie lernen beim Essen die Hinweise Ihres Körpers wahrzunehmen und auf sie einzugehen. Wenn Sie Ihrem Körper zuhören, sagt er Ihnen, wie viel Sie essen müssen und wann Sie aufzuhören haben.

Trainingshinweis: Einen Vertrag über achtsames Essen abschließen

Wenn man sich angewöhnen will, achtsam zu essen, ist das zwar die eigene freie Wahl, aber man geht damit auch eine Verpflichtung ein. Insofern erfordert es eine bewusste und bedachte Entscheidung. Der folgende Vertrag skizziert die grundlegenden Prinzipien achtsamen Essens. Wenn Sie gewillt sind, achtsam zu essen, und bereit sind, Schlankheitskuren voll und ganz abzulehnen, können Sie anfangen, die achtsamem Essen zugrundeliegende Philosophie im Detail kennenzulernen.

Beginnen Sie damit, sich den unten stehenden Vertrag durchzulesen. Schreiben Sie ihn ab und finden dabei Ihre eigenen Worte, die Ihre persönlichen Schwierigkeiten treffend benennen. Unterschreiben Sie ihn, um deutlich zu machen, dass Sie eine sachkundige und bedachte Entscheidung getroffen haben. Hängen Sie ihn in Ihrer Küche oder Ihrem Esszimmer auf oder legen ihn dorthin, wo Sie ihn täglich sehen, so dass Sie ihn oft lesen können. Mit der Zeit können Sie ihn entsprechend verändern oder umschreiben.

Vertrag über achtsames Essen

Ich erkläre mich bereit, achtsam zu essen. Von nun an will ich sorgsam und bedacht essen.

Ich erkläre mich bereit, meine Haltung zum Essen vollständig zu verändern, und zwar in Vollzeit. Ich verstehe, dass Diäten nicht funktionieren.

Ich erkläre mich bereit, das, was ich esse, in jedem Augenblick zu bedenken.

Ich erkläre mich bereit, jeden Bissen auf vielfältige Weise zu betrachten, indem ich den Geschmack, die Beschaffenheit, meine Körperreaktionen und die

Empfindungen berücksichtige, die ich beim Essen erlebe.
Ich erkläre mich bereit, meine Abnehm-Mentalität außer Kraft zu setzen. Ich werde das tun, indem ich Abnehmratschläge und -bücher ablehne und in Bezug auf mich wertfrei werde.
Ich erkläre mich bereit, das Essverhalten anderer Menschen, ihr Gewicht und ihre Figur nicht zu beurteilen.
Ich erkläre mich bereit, für mich Mitgefühl zu empfinden.
Ich erkläre mich bereit, auf meine Rede zu achten. Ich werde Worte wie »einschränken« oder »verbotene Lebensmittel« aus meinem Wortschatz streichen und anfangen Worte wie »gesund«, »natürlich«, »ökologisch« und »energetisierend« zu benutzen, und zwar in meinen Gedanken und in meinen Gesprächen.
Ich erkläre mich bereit, Gesundheit und achtsames Leben als vorrangige Ziele zu betrachten.
Ich erkläre mich bereit, mich und meinen Körper so anzunehmen, wie sie sind.
Ich erkläre mich bereit, mir die einzelnen Essherausforderungen, denen ich begegne, bewusst zu machen.
Ich erkläre mich bereit anzunehmen, wie unbequem, beängstigend und falsch es sich anfühlt, Diäten aufzugeben.

Unterschrift:

11 Mit gedrückter Stimmung achtsam umgehen

Alltagsstress ist einer der häufigsten Auslöser für achtloses Essen, und insofern ist fast jeder dafür anfällig. Linda kam zum Beispiel jeden Abend um 18 Uhr nach Hause. Sie hatte Hunger und war von der telefonischen Kundenwerbung ziemlich abgespannt. Bevor sie den Mantel ausgezogen hatte, ging sie schon in die Küche. Sie grapschte sich einfach irgendetwas, das leicht zu fassen war, und steckte es sich in den Mund. Es gab viele Tage, an denen sie, bis das Abendessen fertig war, unzählige Brezeln und trockenes Müsli vertilgt hatte. Dann aß sie noch zu Abend. Eines Tages klingelte gerade, als sie ihre Wohnung betrat, das Telefon. So setzte sie sich hin und telefonierte und dachte dabei an ihren Tag. Es vergingen zwei Stunden, bis sie merkte, dass sie hungrig war.

Im Grunde brauchte Linda Zeit, um sich von ihrem Tag zu erholen. Sofort nach Essen zu greifen war eine Art »Abwicklung« des Hungers, statt auf ihn (oder seine Abwesenheit) einzugehen. Es war offensichtlich, dass ihre Anspannung größer war als ihr Hunger, wenn man danach ging, dass sie wahllos nach etwas griff. Essen kann Behagen und Beruhigung verschaffen, da es eine sofortige Veränderung in uns herbeiführt und die Aufmerksamkeit in eine andere Richtung lenkt. Es ist einfacher, achtlos zu essen, als die Quellen der Anspannung direkt anzugehen.

Für eine andere Frau hingegen, Jane, war Appetitlosigkeit nicht nur Symptom für ein einzelnes Problem, sondern eine vielschichtige Reaktion auf die vielen Probleme und den Stress, die in ihrem Leben vorherrschten. Als Teenager hatte sie sich um ihre Mutter gekümmert, die Alkoholikerin war. Oft hat sie auf der Suche nach ihrer Mutter um drei Uhr morgens die Kneipen durchgekämmt. Als Erwachsene begann ihr Leben den Unglücksfällen und Fehlern ihrer Mutter zu gleichen. Sie heiratete und ließ sich sehr schnell wieder scheiden. Sie war missgestimmt, es fehlte ihr an Energie, sie hatte Schlafprobleme, keine Freude an ihrem Leben und absolut keinen Appetit. Sie aß kaum genug, um zu funktionieren. Es war schwer herauszufinden, ob sie wegen ihrer Probleme achtlos zu wenig aß oder weil sie unglücklich war. Aus Angst sie sei klinisch depressiv, schickten Janes Freunde sie zu einer psychologischen Beratung.

Traurigkeit, Frustration, Drogenmissbrauch, Stress, traumatische Erfahrungen, sexueller und emotionaler Missbrauch und Angst gehören zu den Problembereichen, die für achtloses Essen anfällig machen können. Deshalb ist es wichtig herauszufinden, ob es Gemüts- und Befindlichkeitsprobleme gibt. Das plötzliche Auftauchen oder Verschwinden von Hungergefühlen kann manchmal ein Anzeichen für Depressionen sein oder körperliche Ursachen haben. Essprobleme sind oft das äußere Zeichen für darunterliegendes emotionales Leid. Essen kann vorübergehend intensive Gefühle lindern. Wenn das auf Sie zutrifft, brauchen Sie vielleicht psychologischen Beistand, weil es ohne professionelle Hilfe sehr schwer sein kann, achtlose Essmuster in achtsame zu verwandeln.

Trainingsempfehlung: Das Problem identifizieren

1. Erkennen Sie die Lebensthemen, die entweder Ihr Essverhalten oder Ihre Achtsamkeit beeinflussen. Wenn Sie sie gefunden haben, kann es nützlich sein, einen Ratgeber zu lesen. Wenn Sie oft trübsinnig oder niedergeschlagen sind, probieren Sie *Feeling Good: Depressionen überwinden, Selbstachtung gewinnen* von David Burns (2006). Wenn Sie Beziehungsprobleme haben, schauen Sie in *So viel Liebe wie du brauchst* von Harville Hendrix (2007), oder lesen Sie *Arbeitsbuch Ängste & Phobien* von Ermund Bourne (2008), wenn Sie ängstlich, besorgt oder gestresst sind. *Gesund durch Meditation* von Jon Kabat-Zinn (1998) ist ein anderes ausgezeichnetes Buch, wenn Sie sich gestresst und angespannt fühlen oder unter chronischen Schmerzen leiden. Um mehr über Achtsamkeit und die Anwendung im Alltag zu lernen, schauen Sie in *Eight Mindful Steps to Happiness* (2001), ein wunderbares Buch von dem Achtsamkeitsexperten Bhante Henelopa Gunaratana. In Buchgeschäften füllen Hunderte von Ratgebern die Regale. Versuchen Sie eine gute

Empfehlung von therapeutischer Seite zu bekommen, die besonders zu Ihren Bedürfnissen passt.

2. Erkennen Sie, wie Stress zu Ihrem achtlosen Essen beiträgt.
   Besuchen Sie einen Stressbewältigungskurs.

3. Nutzen Sie Ihre Möglichkeiten. Holen Sie sich Rat bei medizinischen und psychologischen Büchern, Webseiten und Fachleuten.

4. Bereden Sie Ihre Probleme mit Freunden. Sprechen Sie sich aus. Wenn Sie mit anderen darüber ins Gespräch kommen, sind Sie vielleicht überrascht, wie universell die menschliche Erfahrung von Schmerz und Leid ist.

5. Suchen Sie fachlichen Rat. Psychologische Unterstützung kann Ihnen helfen, die Faktoren herauszufinden, die ihr Essverhalten verkomplizieren und es auslösen. Informieren Sie sich bei einer professionellen Organisation, um eine Empfehlung zu erhalten. Eine ausgezeichnete Quelle ist: **www.edreferral.com** [eine deutsche offizielle Adresse wäre: **www.bzga-essstoerungen.de**. Anm. d. Übers.]. Medizinische und psychologische Einschätzungen sind bei Zu-wenig-, Zu-viel- oder chaotischem Essen wesentlich.

12 Achtloses Zu-wenig-Essen und die vier Grundlagen

Bei achtlosem Zu-wenig-Essen achtet man zu sehr auf nur einen Aspekt oder ist sogar auf ihn fixiert, nämlich die Beschränkung der Kalorienzufuhr, weil man abnehmen will. Wenn man achtlos zu wenig isst, steht der Wunsch, dünn zu sein, so sehr im Vordergrund, dass man leicht übersehen kann, dass Essen und das Leben noch viele andere Facetten haben (Nähren, Gesundheit, die Esserfahrung, die mit Essen verbundenen Gefühle). Die Angst zuzunehmen dominiert alle anderen Faktoren und hält einen davon ab, achtsam zu essen oder zu bemerken, dass man sich durch seine Essweise potentiell schadet (aussetzende Regelblutung, Knochenschwund, Störung des Elektrolythaushalts, Herzprobleme usw.).

Man mag fälschlicherweise achtloses Zu-wenig-Essen für ein gutes Beispiel von äußerst achtsamem Essen halten, und sogar von besonderer Aufmerksamkeit auf seine Ernährung. Das stimmt nicht, denn diejenigen, die achtlos zu wenig essen, konzentrieren sich bewusst auf nur einen Aspekt der ganzen Esserfahrung. Er oder sie ignoriert Hungeranzeichen und meidet die angenehmen Seiten von Essen.

Achtloses Zu-wenig-Essen kann gesundheitsgefährdender sein als Zu-viel-Essen. Der Mangel an Vitamin- und Mineralstoffzufuhr entkräftet oft über einen längeren Zeitraum. Auch wird das Risiko solchen Verhaltens durch den starken Wunsch, dünn zu sein, überdeckt. Niemand kann erahnen, wie groß der Unterschied zwischen dem ist, wie achtloses Essen von außen wirkt, und dem Unbehagen und Elend im Innern derjenigen, die es tun.

Amys Fixierung auf Essen begann im ersten Semester am College. Alle ihre sozialen Aktivitäten drehten sich ums Essen. Sie war immer versucht, mit Freunden »herumzuhängen« und zusammen etwas zu essen, statt ihre Hausaufgaben zu erledigen. Als chronische Perfektionistin wollte sie die Beste sein. In der Oberschule war sie eine »Star«-Schülerin gewesen, aber im College war sie von glanzvollen Ebenbürtigen umgeben, und das gab ihr das Gefühl, dumm und unzulänglich zu sein.

Als sie einmal am Wochenende zuhause bei ihren Eltern war, schaute ihre Mutter sie an und sagte: »Bist du nicht etwas in die Breite gegangen, meine Liebe?« Entsetzt über die Frage ihrer Mutter begann sie ihre Kalorienzufuhr zu reduzieren, um so schnell wie möglich diese »Breite« zu verlieren. Nachdem sie das zwei Wochen lang getan hatte, war es ihr fast unmöglich, sich im Unterricht oder auf eine andere geistige Tätigkeit länger als fünf Minuten zu konzentrieren. Amy war nun auf Kalorien und Fettgehalt fixiert, statt auf Partys und Hausaufgaben. Sie blieb auf ihrem Zimmer und ging dem Abendessen aus dem Weg.

Ihre Freunde und Eltern überhäuften sie mit Komplimenten. Sie sagten, sie sehe »fantastisch« aus, was ihre Furcht, wieder zuzunehmen, nur verstärkte. Sie brachte sich bei, auf ihre Magenschmerzen, ihre Ermattung, ihre Fixierung auf Essen und Isolation nicht zu achten. Von außen sah sie gut aus, aber im Innern ging es ihr auf vielen verschiedenen Ebenen elend. Andere waren blind für ihr Leiden.

Trainingsempfehlung: Auf die vier Säulen achten

Menschen, die achtlos zu wenig essen oder Diäten machen, konzentrieren sich gewöhnlich ausschließlich auf Kalorienmenge, Fettgehalt und streng kontrollierte Nahrungsaufnahme. Achtsam auf die Esserfahrung zu sein bedeutet aber auf alle vier Säulen zu achten (Körper, Geist, Gefühle und die sich ständig wandelnde Geistesverfassung – von hungrig zu nicht hungrig, emotionalem zu körperlichem Hunger usw.). Beginnen Sie ein Esstagebuch zu führen. Versuchen Sie einige Wochen lang alles aufzuschreiben, was Sie jeden Tag essen. Wenn dadurch, dass Sie bestimmte Mengen aufschreiben, Ihre Angst oder Fixierung sich deutlich erhöht, verfolgen Sie einfach, wie sich essen auf jede Säule auswirkt – auf Geist, Körper, Gedanken und Gefühle. Diese Übung ist ebenso gut für Menschen geeignet, die achtlos zu viel oder chaotisch essen.

Das Folgende ist ein Beispiel, wie man ein Esstagebuch führen kann, das die vier Säulen berücksichtigt. Gestalten Sie Ihren Speiseplan für den ganzen Tag ausgewogen.

Mein achtsames Esstagebuch

Beispiel: **Frühstück: Muffin, Orangensaft, Banane**

Achtsamkeit auf den Geist: Ich hatte heute Morgen richtig Hunger. Gestern Abend hatte ich nicht so viel gegessen. Heute hatte ich eine Menge Herausforderungen vor mir. So war es schwer, mich auf das Essen zu konzentrieren. Wenn es wie jetzt stressig ist, muss ich vielleicht mehr auf meinen Hunger achten.

Achtsamkeit auf den Körper: Meinem Körper ging es nach dem Frühstück besser. Ich weiß, ich sollte etwas für zwischendurch mit auf die Arbeit nehmen, weil das nicht bis zum Mittag anhält. Im Augenblick bin ich allerdings nicht hungrig und fühle mich auch nicht voll. Es fühlt sich genau richtig an.

Achtsamkeit auf die Gedanken: Ich bemerkte, dass mein kritisches Selbst wiederauftauchte und fragte, ob ich es mir wirklich »leisten« könne, einen Muffin zu essen. Daraufhin gab es in meinem Kopf eine Auseinandersetzung. Ich versicherte mir, dass es in Ordnung war, den Muffin zu essen. Ich befragte auch meinen Körper, dem es damit gut ging.

Achtsamkeit auf die Gefühle: Der Muffin schmeckte toll. Er war locker, angenehm süß und ließ mir das Wasser im Mund zusammenlaufen. Ich bemerkte, dass ich meinte, etwas Schlechtes zu tun, weil ich den Muffin so sehr genoss. Insgesamt fühlte ich mich aber gut, ihn zu essen, und konnte die Sorge ziehen lassen.

Führen Sie auf diese Weise einen Tag lang über alles Buch, was Sie essen, ob zwischendurch oder Hauptmahlzeiten. Versuchen Sie dann eine oder zwei Woche(n) im Monat ein Esstagebuch zu führen. Damit verschaffen Sie sich ein klares Bild über Ihre Essmuster und -gewohnheiten, was Ihnen auf Ihrer Reise zu achtsamem Essen sehr viel nützen wird.

13 Achtsam loslassen

Positive und schöne Erfahrungen halten wir gern fest, und negativen Gedanken und Geistesverfassungen weichen wir gern aus, weil wir sie schnell loswerden möchten. Achtsam sein bedeutet, unser Erleben *einfach so zu belassen, wie es ist*, ohne zu versuchen es zu verändern. Loslassen heißt die Dinge so anzunehmen, wie sie sind. Sie müssen Ihren Körper nicht mögen oder Spaß an achtsamem Essen haben, um in der Lage zu sein, sowohl Ihren Körper als auch die Übung achtsamen Essens zu akzeptieren.

Essprobleme sind oft eng mit Kontrolle verbunden. Das Bedürfnis nach unablässigem Planen ist ein Versuch, sich das Gefühl zu geben, das eigene Leben habe seine Ordnung und ist unter Kontrolle. Dem kann man beispielsweise dadurch entgegenwirken, dass man sich entschließt, die Dinge »loszulassen«, die am meisten außerhalb der eigenen Kontrolle liegen. Ein achtsamer Zugang verzichtet auf den Versuch, Menschen oder Ereignisse zu beeinflussen, die völlig außerhalb der eigenen Kontrolle sind, und ermutigt dazu, sich ereignende Veränderungen anzunehmen und sich um die Dinge zu kümmern, die in unserer Hand liegen. Veränderung ist gut, natürlich und unausweichlich. Das Unbehagen, das mit Veränderung einhergeht, verweist lediglich darauf, dass das Leben sich »anders« anfühlt, aber nicht notwendig »schlechter«. Wenn uns etwas nicht vertraut ist, erzeugt es ein unangenehmes Gefühl.

Trainingsempfehlung: Kleine Arten loszulassen

1. Das Gefühl, die Kontrolle verloren zu haben, wird vom Geist manchmal als »Versagen« gedeutet. Kleiden Sie dieses Gefühl in neue Begriffe und nennen es »Mit-dem-Fluss-Gehen« oder »Aus-dieser-Erfahrung-Lernen«.

2. Üben Sie die berühmte Redewendung »Erkenne dich selbst«. Seien Sie sich über Ihre Vorlieben und Abneigungen im Klaren. Lassen Sie die Verstellung los, dass Sie etwas wollen »sollten«. Sagen Sie, dass Sie es nicht leiden können, im Auto hinten zu sitzen, und Ihrem Lebensgefährten, dass Sie gern hätten, dass er Sie ohne Grund auf der Arbeit anruft. Werden Sie für andere transparenter.

3. Denken Sie daran, dass es in Ordnung ist, Bedürfnisse zu haben. Auch Fische haben Bedürfnisse. Sie sterben, wenn man sie aus der richtigen Umgebung nimmt.

4. Üben Sie Entscheidungen zu treffen, auch wenn sie klein sind, wie zum Beispiel die Wahl eines Restau-

rants, wenn Sie mit Freunden weggehen, oder überzeugt einen Radiosender im Auto aussuchen oder klar und selbstbewusst äußern, was Sie zwischendurch essen möchten.

5. Seien Sie selbstbewusster. Manchmal fürchten Menschen ihre Meinung zu sagen, weil sie niemanden einengen möchten. Selbstbewusstsein heißt für sich selbst und seine Rechte einstehen. Aggressiv sein bedeutet, die Rechte der anderen mit Füßen zu treten. Das ist ein großer Unterschied.

6. Seien Sie sich über Ihre Grenzen im Klaren. Finden Sie heraus, wie viel Raum für sich, Unabhängigkeit und Kontrolle Sie brauchen.

7. Bringen Sie andere Lebensbereiche in Ordnung. Klären Sie Beziehungsprobleme. Gleichen Sie Ihr Konto aus.

8. Üben Sie sich in Einfachheit. Beschränken Sie Ihr Leben auf das Machbare. Misten Sie Ihren Kleiderschrank aus. Verkaufen Sie alte Möbel, werfen alles Überflüssige aus Ihrem Kühlschrank, legen alte Papiere und Rechnungen ab. Bringen Sie Ihre äußere und innere Umgebung in Übereinstimmung. Werden Sie alles Überschüssige los und beschränken sich auf das Wesentliche.

Menschen, die ständig Diäten machen, finden es unvorstellbar, damit aufzuhören. Der Buddha lehrte, dass Begehren und Verlangen in eine Sackgasse führen und unglücklich machen. Um sich vom Unglücklichsein zu befreien, muss man loslassen. Wenn Sie von einer Diät-Denkweise loslassen wollen, müssen Sie zuerst innehalten, sich Ihr achtloses Essverhalten anschauen und herausfinden, wonach Sie suchen. Im Fall von Gewichtsabnahme resultiert der Wunsch, immer mehr Pfunde zu verlieren, oft aus dem Verlangen, toll auszusehen, einen Traumpartner zu finden, alles im Griff zu haben, perfekt zu sein oder den eigenen Selbstwert zu heben. Wenn wir uns etwas Bestimmtes wünschen, neigen wir dazu, daran festzuhalten und eine »Das-muss-ich-Haben«-Haltung einzunehmen: »Ich will einen schöneren Körper haben, nur so kann ich mich in mir wohl fühlen.« Aber es macht unglücklich, sich an so einen Wunsch zu hängen.

Gewahrsein von vorhandenen Wünschen.
Beispiel: Ich möchte fünf Pfund abnehmen. Ich esse achtlos, weil ich mir wünsche, von anderen bewundert zu werden.

Gewahrsein des Festhaltens: Weil ich mir Aufmerksamkeit wünsche, bin ich mir sehr bewusst, dass ich kein Gramm abgenommen habe; das macht mich unzufrieden, und ich ärgere mich über mich selbst.

Gewahrsein des Loslassens: Wenn ich diesen Wunsch nicht habe, zehrt mich die Enttäuschung nicht auf. Ich habe über das Kontrolle, wonach ich verlange, und ich verstehe, wie mein unermüdlicher Wunsch, dünn zu sein, mich unglücklich macht. Mein Körper in seinem augenblicklichen Zustand ist für meine Gefühle nicht verantwortlich. Es ist mein Wunsch, andere zu beeindrucken, der zu meiner Unzufriedenheit führt. Wenn ich zufrieden sein und achtsam essen möchte, muss ich mich dazu entschließen, den Wunsch, anderen zu gefallen, loszulassen, der der wirkliche Motor hinter meinem Verlangen abzunehmen ist.

Trainingsempfehlung: Abnehmvorstellungen ziehen lassen

Überlegen Sie sich eine persönliche, symbolische Handlung, mit der Sie den Beginn des Loslassens markieren können. Eine Klientin schrieb sich beispielsweise selbst einen Brief, in dem sie ihre unrealistischen, zerstörerischen Speisepläne und ihren Wunsch, ihren Körper auf Hochglanz zu bringen, schilderte. Sie faltete den Brief zu einem Boot, ging zu einem See, setzte es dort hinein und stieß es an, bis es davonschwamm. Später, in den unausweichlichen Momenten, die sie in Versuchung führten, wieder in eine achtlose Abnehmhaltung zu verfallen, dachte sie an den Schubs, den sie ihrem kleinen Boot gegeben hatte. Sie erinnerte sich daran, wie ihre Hand es anstieß. Finden Sie Ihre eigene symbolische Geste, an die Sie sich in den Momenten erinnern können, wenn Ihre Fähigkeit, den Abnehmwunsch loszulassen, auf die Probe gestellt wird.

14 Die sechs Sinneswahrnehmungen

Menschen, die Achtsamkeitsmeditation üben, glauben, dass wir sechs und nicht fünf Sinne haben. Zusätzlich zu den fünf offensichtlichen Körpersinnen (Sehen, Hören, Riechen, Schmecken und Berühren) ist laut Achtsamkeitsexperten das wichtigste Sinnesorgan der Geist selbst. Er ist ganz wesentlich daran beteiligt, das zu verstehen, zu beschreiben und zu deuten, was durch die Sinne wahrgenommen wird. Alle Sinne sind eng miteinander verwoben, und sie rufen ihren »sechsten Sinn«, den Geist, auf, das Geschehen zu deuten. Deshalb kann der Geist eine Erfahrung besser in ihrer Gänze erfassen, wenn so viele Sinne wie möglich daran beteiligt sind.

Achtsamkeit ist wie der Zustand eines eingeschlafenen Fußes. Er ist gefühllos. Seine zunehmende Taubheit will uns darauf aufmerksam machen, dass er Bewegung braucht, damit der Blutkreislauf wieder in Gang kommt. Der Unterschied zwischen Achtsamkeit und Achtlosigkeit lässt sich damit vergleichen, ob unser Fuß eingeschlafen oder »wach« ist. Zunächst ist uns noch nicht einmal bewusst, dass wir nichts fühlen, aber schließlich wird die Gefühllosigkeit unangenehm. So brauchen auch Sie alle Ihre Sinne, um für vernünftiges Essverhalten wach zu sein.

Trainingsempfehlung: Mahlzeiten für die Sinne

Gehen Sie in ein Restaurant mit fremdländischer Küche essen, oder kochen Sie ein solches Gericht zuhause. Das bietet Ihnen die Gelegenheit, über das Offensichtliche und Bekannte hinauszuschauen und das zu entdecken, was Sie normalerweise vielleicht gar nicht bemerken würden. Wenn Sie selbst kochen, wählen Sie ein Gericht mit fremden Gewürzen. Nehmen Sie ihren Geruch wahr und genießen diese Erfahrung. Ein neues Gericht auszuprobieren hilft aus der gewohnten Routine auszubrechen. Denken Sie daran, dass Veränderung gut ist.
Wenn Sie ausgehen wollen, wählen Sie ein Restaurant, das Ihre Sinne herausfordert. (Für viele ist die chinesische oder italienische Küche zu vertraut, damit diese Übung Sinn macht.) Die äthiopische Küche kann Sie vielleicht aus Ihren typischen Essgewohnheiten herausreißen. Statt mit dem Besteck wird das Essen mit *Injera* aufgenommen, einem flachen Brot, das wie ein kleiner Pfannkuchen aussieht. Indem man zum Essen die Finger benutzt, eröffnet sich für den Tastsinn eine einzigartige, unvergleichliche Erfahrung. Ein anderes Beispiel: In manchen asiatischen Kulturen ist es üblich, laut die Suppe zu schlürfen. Auch wenn so geräuschvolles Essen in der amerikanischen Kultur tabu ist, bereichert das Schlürfen die Esserfahrung um eine weitere Dimension.

Den Geruchssinn einsetzen

Auf Gerüche zu achten ist eine wunderbare Methode zur Verbesserung der Achtsamkeit. Das Geruchssystem ist direkt mit dem Gehirn verbunden. Anders als bei anderen Sinneseindrücken gehen Gerüche unvermittelt ans Gehirn und werden dort sofort, ohne Deutung, registriert. Aus diesem Grund können Gerüche Ihren Geist schnell und direkt aufwecken.

Wenn wir zum Beispiel eine Grundschule oder eine Arztpraxis betreten, wissen wir anhand des typischen Geruchs sofort, wo wir sind. Der Geruch kann so vertraut sein, dass wir von Gefühlen und Erinnerungen überrollt werden, die an diesem Geruch hängen, wie beispielsweise die Angst eines Kindes vor dem Arztbesuch.

Ein Duft kann sich auch, ohne dass wir ihn bewusst wahrnehmen, auf unsere Stimmung auswirken. Einer Klientin mit einem dauernden Essproblem wurde zum Beispiel bewusst, dass sie sich immer leicht unbehaglich fühlte, wenn sie mit einer bestimmten Freundin sprach. Sie mochte diese Freundin und konnte nicht verstehen, warum sie so reizbar war, sobald sie diese Frau um sich hatte. Eines Tages sah sie, wie ihre Freundin eine Sprayflasche mit Parfum benutzte, und bat sie, daran riechen zu dürfen. Sie war erstaunt, dass das Parfum nach Rose duftete.

Augenblicklich konnte sie die Verbindung herstellen. In ihrer Kindheit hatte sie viel Zeit allein in ihrem Zimmer verbracht, um den Familienstreitigkeiten zu entfliehen. Wenn sie sich in ihr Zimmer zurückzog, schloss sie immer die Tür und öffnete das Fenster. Direkt unter dem Fenster stand ein wunderbarer Rosenstrauch. Aber der herrliche Duft konnte das unschöne Geschrei ihrer Eltern nicht überdecken.

Trainingsempfehlung: Seine Nase kennen

Achten Sie auf Gerüche, wenn Sie draußen spazieren gehen. Suchen Sie sich einen Tag aus, an dem Sie besonders darauf achten wollen: auf den Duft der Luft, der Bäume und der Pflanzen. Bemerken Sie auch, wie es riecht, wenn Sie einen Raum betreten: die Parfums der Menschen, den Geruch von regennassen Kleidern. Achten Sie besonders darauf, wie Sie emotional auf Essensgerüche reagieren. Denken Sie daran, wie schnell ein Geruch die Stimmung verändern kann und das, was Ihnen durch den Kopf geht. Finden Sie heraus, welche Gerüche Ihre Stimmung heben und welche Sie senken.

15 Für achtsames Essen eintreten

Achtloses Essen ist nicht nur Frauensache. Es ist allgemein verbreitet. In gewissem Maß erhöht die Zugehörigkeit zum weiblichen Geschlecht jedoch deutlich die Wahrscheinlichkeit, dass jemand mit Essproblemen zu kämpfen hat. Einigen Studien zufolge sind ungefähr 80 Prozent der Frauen in Amerika mit ihrem Aussehen unzufrieden (Costin 1999; Smolak, Levine und Strigel-Moore 1996).

Bedauerlicherweise kommt es häufiger vor, dass Frauen ihrem Körper kritisch gegenüberstehen und/oder ihn verabscheuen, als dass sie ihn mögen. Wenn man eine Gruppe von Frauen beim Mittagstisch belauschen könnte, würde man wahrscheinlich von fast jeder ein paar Bemerkungen zum Fettgehalt des Essens hören oder dass sie sich dafür kritisieren, was sie gerade essen.

Obwohl Frauen besonders anfällig sind, nehmen Essprobleme auch unter Männern drastisch zu. Ungefähr 10 Prozent der Menschen, die mit Essproblemen zu tun haben, sind Männer (Costin 1999). Aus klinischer Sicht gibt es fast keinen Unterschied, wie Männer und Frauen Essprobleme erleben. Die sich dahinter verbergenden Ursachen, die zu problematischem, achtlosem Essverhalten führen, sind fast identisch.

Männer und Frauen weichen lediglich hinsichtlich dessen, was ihnen an ihrem Körperbild wichtig ist, leicht voneinander ab. Frauen besitzen mehr Fettreserven, um die Fortpflanzungsfähigkeit zu erleichtern; so konzentrieren sie sich eher darauf, genau dieses Fett loszuwerden. Männer haben höhere Muskelanteile; ihnen geht es deshalb mehr um die Form und Ausbildung ihrer Muskeln. Einige Forscher meinen, dass es Männern schwerer fällt, ihre Gewichtsprobleme anzuerkennen, da diese normalerweise mit weißen Frauen aus der Oberschicht assoziiert werden. Allerdings sind Männer und Frauen sowie Völker aller Kulturen, besonders in »verwestlichten« Gesellschaften, für Essprobleme anfällig (Costin 1999).

Welchen Einfluss haben mediale Botschaften, die zu jeder vollen Stunde die Wichtigkeit des Dünnseins vermitteln? Das kommt ganz darauf an. Es ist schwierig, von der Diätwerbung, den gestylten Models und den vielen Prominentengeschichten über Gewichtszunahme und -abnahme nicht auf irgendeiner Ebene beeinflusst zu werden. Der nicht sehr subtilen Botschaft, dass man dünn sein muss, um glücklich zu sein, scheint man nicht entkommen zu können. Sie taucht in fast jeder Fernsehwerbung auf, ist in allen Frauenzeitschriften zu finden und schleicht sich auch in die Lifestylemagazine für Männer ein. Auf Menschen, die mit extremem achtlosem Essverhalten zu kämpfen haben, wirken sich die Bilder von unnatürlich dünnen Models und von muskulösen, wie aus Stein gehauenen Männerkörpern häufig besonders negativ aus. Achtlose Esser konzentrieren sich voller

Eifer auf die allumfassende Botschaft, dass es besser ist, dünn zu sein, als sich gesund zu ernähren und achtsam zu leben.

Trainingsempfehlung: Die Haltung zu propagierten Körperbildern verändern

Denken Sie darüber nach, wie anfällig Sie für gesellschaftliche Einflüsse sind. Sind Sie auf die Bilder oder die Werbung in Modemagazinen fixiert? Falls ja, werfen Sie sie weg. Werden Sie zu einem kritischen, gebildeten Verbraucher. Achten Sie beim Ansehen von Werbung auf Ihre emotionale Reaktion, und stellen Sie fest, wie sehr sie durch unterschwellige sexuelle Botschaften oder durch die perfekten Körper, die die Ware anpreisen, beeinflusst wird. Es ist erstaunlich, wie superdünn die Models sind, die Produkte bewerben, die überhaupt nichts mit körperlicher Fitness zu tun haben. Entkräften Sie schädliche Diätbotschaften, bejahen Sie Werbung mit wirklichen Menschen. Lenken Sie die Energie um, die bisher Ihren Selbsthass nährte, und richten diesen Ärger nun auf die schlankheitsbesessenen Medien. Akzeptieren Sie nicht die Botschaft, dass Sie Ihren Körper verändern können und sollten. Seien Sie gewiss, dass Sie nicht allein sind. Jeder ist mit der überbewerteten Attraktivität von Dünnsein konfrontiert. Die gesellschaftliche Anweisung »du musst dünn sein« ist eine Ideologie, gegen die man schwer ankommt, aber wenn Sie lernen, achtsam zu essen, hat sie weniger Macht über Sie.

Teil II

Achtsamkeit auf den Körper

Der Körper ist kostbar. Er ist das Fahrzeug zur Erleuchtung. Behandle ihn mit Sorgfalt. Den Körper gesund zu erhalten ist eine Pflicht, andernfalls ist unser Geist nicht in der Lage, stark und klar zu bleiben.

Der Buddha

16 Meditation: Achtsam die Hinweise des Körpers studieren

Meditation ist ein Weg nach innen. Es ist, als ob man eine Taschenlampe nimmt und damit das Innere seines Geistes beleuchtet. Ein Ziel von Meditation ist das Beruhigen von Körper und Geist; ein anderes, Körper und Geist so zu verbinden, dass sie ein geeintes Ganzes bilden.

Für Menschen mit Essproblemen ist es äußerst wichtig, Körper und Geist als Ganzes zu erleben. Damit wir die Signale, die der Körper an das Gehirn sendet, erkennen können, müssen wir dem Informationsaustausch zwischen Gedanken und Körper erlauben, frei und ohne Behinderung zu fließen. Manchmal wird eine Seite mehr geschätzt als die andere, was zu einer unnötigen Trennung zwischen Körper und Geist führen kann.

Wenn der Körper reibungslos funktioniert, wird er selten »gespürt« oder geschätzt. Es ist allgemein verbreitet, seinen Körper nur dann mehr zu beachten, wenn er krank ist. Wenn wir zum Beispiel erkältet sind, bemerken wir, dass unser Geruchs- und Geschmackssinn plötzlich ausfallen. Auf dem Weg der Gesundung erleben wir dann, wie sich unser Körper anfühlt, wenn er reibungslos funktioniert. Meditation hilft, mit Schwierigkeiten und Leid zurechtzukommen, indem sie lehrt, wie man seine Gedanken und Gefühle sammelt. Sie hilft, so langsam zu werden, dass man seiner Denkprozesse und seines unterschiedlichen Körperverhaltens gewahr sein kann. Das Wichtigste jedoch ist, dass sie hilft, entspannen zu lernen. Nach dem psychologischen Prinzip der »wechselseitigen Hemmung«, das Joseph Wolpe 1958 entwickelt hat, ist es unmöglich, gleichzeitig entspannt und angespannt zu sein. So ist Meditation ein Weg, um Stress abzubauen und die eigene Innenwelt zu beruhigen.

Trainingsempfehlung: Die Verbindung zum eigenen Körper wiederherstellen

1. Diese Übung fördert innere Ruhe. Sie ist eine von vielen Entspannungstechniken, mit denen man einen besänftigenden, beruhigenden inneren Frieden und Einsicht finden kann. Setzen Sie sie ein, wenn es Ihnen schwerfällt, eine gesunde, achtsame Essenswahl zu treffen oder Sie sich emotional überwältigt fühlen. Finden Sie zunächst eine Körperhaltung, die sowohl bequem ist als auch Ihre Wachheit unterstützt. Im Allgemeinen ist das im Sitzen oder Liegen der Fall. Achten Sie stets darauf, dass diese Haltung für Ihren Körper natürlich ist und er sich wohl fühlt.

2. Nehmen Sie einige tiefe Atemzüge und entspannen. Vergessen Sie nicht weiterhin tief zu atmen.

3. Spüren Sie zunächst die Körperstellen, die mit etwas anderem in Kontakt sind. Fühlen Sie das Kissen, auf dem Sie sitzen, Ihre Füße auf dem Boden stehen, Ihre Kleider Ihre Haut berühren. Seien Sie sich Ihrer Körperhaltung bewusst.

4. Richten Sie Ihre Aufmerksamkeit auf die Füße. Spannen Sie zuerst die Muskeln Ihrer Füße und Zehen an und lassen sie dann los und werden gewahr, wie sie sich anfühlen.

5. Nun lassen Sie Ihr Gewahrsein langsam nach oben wandern, an Ihren Beinen entlang, an den Knien vorbei bis zu Ihren Oberschenkeln. Spannen Sie wieder zuerst die Muskeln in den Beinen und Oberschenkeln an und lassen sie dann los.

6. Spannen Sie Ihr Gesäß und Ihre Hüften an und lassen dann wieder los.

7. Spannen Sie Ihre Magen- und Bauchmuskeln an und lösen sie wieder.

8. Spannen Sie Ihre Brust und Schultern an und lassen sie los.

9. Spannen Sie Ihre Armmuskeln an und lassen sie los.

10. Spannen Sie Ihre Hände und Ihre Finger bis in die Fingerspitzen an und lassen dann wieder los.

11. Gehen Sie nun zu Ihrem Gesicht über. Spannen Sie Ihre Gesichtsmuskeln an und lösen sie wieder. Nehmen Sie Ihre Zunge wahr und wie sie sich anfühlt, das Gewicht Ihrer Augenlider, die Schwere Ihres Nackens. Entspannen Sie Ihre Stirn, indem Sie sie anspannen und loslassen. Tun Sie das Gleiche mit Ihrer Kopfhaut. Gehen Sie langsam durch jeden Bereich Ihres gesamten Körpers und nehmen wahr, wo Spannung sitzt. Lösen Sie dann die Anspannung in diesen Bereichen auf und entspannen.

12. Wenn Sie Anleitung brauchen, kaufen Sie sich eine Aufnahme von der Progressiven Muskelentspannung und lassen sich davon durch die Übung führen.

Wenn Sie diese Übung beendet haben und völlig entspannt sind, sind Sie damit in Verbindung, wie sich Ihr Körper anfühlt, wenn er in sich ruht. Das ist eine wertvolle Information. Sie können sie nutzen, um der ängstlichen Nervosität entgegenzuwirken, die Sie möglicherweise zu achtlosem Essen verführt.

17 Durch achtsames Atmen Körperspannung lösen

Achtsamkeit bedeutet nicht mehr zu tun, sondern das, was wir ohne nachzudenken oder zu planen ohnehin schon tun, bewusster zu tun. Atmen Sie einfach. Achtsam sein heißt, darauf zu achten, wie wir ein- und ausatmen, statt zuzulassen, dass unser Atem unserer Aufmerksamkeit entschlüpft. Wenn wir über unseren Körper und unseren Geist wieder Kontrolle erlangen möchten, ist eines der leichtesten und wichtigsten Dinge, die man üben kann, sich auf seinen Atem zu sammeln. Sie sind angehalten weiterhin auf Ihren Atem zu achten!

Warum ist der Atem so wichtig? Weil tiefes Atmen die Sauerstoffmenge erhöht, die dem Gehirn und Blutkreislauf zugeführt wird, was zu klarerem Denken und einer stärkeren Verbindung mit dem Körper führt. Wenn wir auf das Ein- und Ausatmen achten, sind wir überdies mit dem gegenwärtigen Augenblick verbunden, statt ihn wegzuschieben. Atmen ist einfach die Grundlage von Leben schlechthin. Wenn wir nicht mehr atmen, haben wir aufgehört zu leben.

Wenn ein Mensch Angst hat oder sich unwohl fühlt, erkennt man das am besten daran, dass ihm plötzlich der Atem stockt. »Den Atem anhalten« ist eine alltägliche Redewendung, die darauf verweist, dass man anhalten, abwarten und hinsehen muss, ob etwas in Ordnung ist. Insgesamt hilft das Achten auf den Atem, sich des Augenblicks bewusst zu sein und Kontrolle darüber zu gewinnen, wie man sich in diesem Moment fühlt.

Trainingsempfehlung: Eine Verschnaufpause einlegen

Die folgende Übung stellt eine Methode vor, mit der man den Geist im Nu wieder mit dem Körper verbinden kann. Sie ist einfach und hat eine unmittelbar beruhigende Wirkung. Versuchen Sie sie mehrmals täglich zu machen. Benutzen Sie diese Übung, um sich drei Minuten Urlaub von Ihren Sorgen zu gönnen.

1. Nehmen Sie eine bequeme Haltung ein.

2. Bringen Sie Ihr Gewahrsein zu Ihrem Körper. Achten Sie darauf, wie sich alle Körperteile fühlen.

3. Entspannen Sie; spüren Sie, wie Ihr Körper leichter wird.

4. Widmen Sie Ihre Aufmerksamkeit dem Atem. Bleiben Sie gewahr und beobachten.

5. Atmen Sie aus der Tiefe Ihres Bauchraums. Legen Sie die Hände auf Ihren Bauch und achten darauf, dass er sich beim Einatmen wölbt und beim Ausatmen zusammenzieht. Das nennt man »Bauchatmung«.

6. Stellen Sie sich vor, Sie hätten einen Ball in Ihrem Bauch. Beim Einatmen wird er größer und schiebt die Bauchdecke nach außen.

7. Nehmen Sie Ihren Atemrhythmus wahr, wie der Atem kommt und geht. Spüren Sie, wie die Luft durch Ihre Nase strömt.

8. Folgen Sie Ihrem Atem, versuchen Sie nicht, ihn zu verändern.

9. Wenn es Ihnen schwerfällt, Ihren Geist vom Abschweifen abzuhalten, zählen Sie beim Ausatmen. Eine Zahl für jeden Atemzug. Wenn Sie bei Zehn angelangt sind, beginnen Sie wieder von vorn oder zählen rückwärts. Spüren Sie den Unterschied beim Zählen der Einatemzüge und der Ausatemzüge.

10. Oder zählen Sie nicht und achten auf die Muskeln, die den Atem erzeugen.

11. Achten Sie darauf, wie Sie in unterschiedlichen Situationen atmen, zum Beispiel beim Laufen, beim Sex oder wenn Sie erleichtert, traurig oder müde sind.

12. Diese Übung entspannt nicht nur Ihren Körper, sondern hält Sie, während Sie sie tun, auch davon ab, über irgendetwas nachzudenken, das Sie möglicherweise bekümmert.

18 Achtsamkeit auf Bewegungen

Achten Sie darauf, wie Ihr Körper sich bewegt. Essen ist das wesentliche Element, das Ihren Körper am Laufen hält. Machen Sie sich bewusst, dass es von Ihrer Nahrungsaufnahme abhängt, wie gut Ihr Körper funktioniert. Benutzen Sie Ihr Bewegungsbedürfnis und Ihr Energieniveau als Messlatte, an der Sie ablesen können, wie viel Essen Sie benötigen, um körperlich einsatzfähig zu bleiben.

Trainingsempfehlung: Der Bewegungen gewahr sein

Machen Sie Ihren Körper und seine Bewegungen zu Ihrem Studienobjekt. Nehmen Sie sich vor, eine Woche lang darauf zu achten, wie Ihr Körper mit der Welt interagiert. Beobachten Sie Ihren Körper, als würden Sie ihn in einem Film sehen und vom Standpunkt des Hauptdarstellers aus.

- Sie müssen nichts Außergewöhnliches tun, einfach den natürlichen Bewegungen zusehen und sie beobachten.

- Nehmen Sie wahr, wie Sie bei Tisch essen. Nehmen Sie kleine Bissen, oder stopfen Sie sich den Mund voll? Essen Sie langsam oder schnell? Essen Sie jedes Nahrungsmittel für sich, oder mischen Sie sie miteinander?

- Nehmen Sie wahr, wie Sie sitzen. Sinken Sie irgendwo ein, oder schlagen Sie die Beine übereinander? Sitzen Sie still, oder bewegen Sie sich ständig? Sind Sie entspannt oder wippt Ihr Fuß? Wie lange kann Ihr Körper an einem Ort sitzen bleiben?

- Nehmen Sie Ihre Bewegungen beim Sprechen wahr. Benutzen Sie Ihre Hände? Wie nahe stehen Sie bei der Person, mit der Sie sprechen? Berühren Sie andere, während Sie mit ihnen reden? Wohin schauen Sie, was machen Sie mit Ihren Händen, wie laut sprechen Sie? Was vermitteln Sie ohne Worte?

- Nehmen Sie wahr, wie Ihr Körper ist, wenn er selbstbewusst auftritt und sich aktiv in das Geschehen, das ihn umgibt, einmischt. Konzentrieren Sie sich auf sehr energiegeladene, dynamische Augenblicke in Ihrem Leben und werden sich ihrer gewahr, wie Laufen, Werfen, Schreien, Sport treiben, den Liebesakt.

- Nehmen Sie wahr, wie Ihr Körper Sie fortbewegt. Bemerken Sie die Empfindungen beim Gehen. Konzentrieren Sie sich auf die Bewegung der Beine, ihren Rhythmus, ihr Tempo und ihren Gang.

- Nehmen Sie wahr, wie sich Ihr Körper entspannt. Achten Sie darauf, wie Sie Arme und Beine strecken und bewegen und wie Sie Ihren Nacken drehen.

- Nehmen Sie wahr, wie Sie liegen. Liegen Sie auf dem Bauch, drehen Sie sich um, wälzen sich herum, oder liegen Sie bewegungslos, ohne sich zu rühren?

- Nehmen Sie wahr, wie Sie das Gleichgewicht halten. Muss Ihr Körper etwas tun, um das Gleichgewicht zu wahren? Achten Sie darauf, wann Sie Ihr Gewicht verlagern und sich an etwas anlehnen.

- Nehmen Sie die inneren Empfindungen wahr, die Ihre Bewegungen begleiten. Was fühlen Ihre Gelenke und Muskeln? Wann tun sie weh? Wann fühlen sie sich gut an?

Betrachten Sie Ihren Körper aus einer Mikro- und Makroperspektive. Stellen Sie sich vor, dass das Essen, das Sie in Ihren Mund stecken, in Ihren Magen wandert, dort in Energie umgewandelt wird, die von Ihren Nerven genutzt wird, um Signale auszusenden, die Ihren Körper in Bewegung setzen. Denken Sie darüber nach, auf welche Weise eine Handlung wie Essen sich auf den Rest Ihrer Körperbewegungen auswirkt.

19 Achtsam die Folgen anerkennen

Leider kann achtloses Essen zu unzähligen gesundheitlichen Problemen führen. Menschen mit Essproblemen sind sich der körperlichen Risiken zwar oft bewusst, aber gewöhnlich vermeiden sie es, darüber nachzudenken. Leugnung, Vermeidung oder die schädliche Wirkung von achtlosem Essen anderen Faktoren zuschreiben sind einige Arten, wie Menschen mit den Gefahren achtlosen Essens umgehen.

Es bedarf ungefähr 1200 Kalorien pro Tag, damit der Körper seine Stoffwechseltätigkeit nicht verringert, weil er meint, er müsse verhungern (Sandbeck 1993). Mit anderen Worten sind so viele Kalorien erforderlich, um die grundlegenden Körperfunktionen zu gewährleisten, wie Lidschlag, Atmung, Schlaf, Blutzirkulation, Herzschlag. Tätigkeiten wie Gehen, Sitzen, Denken usw. sind darin nicht enthalten und verbrauchen zusätzliche Kalorien. Wenn dem Körper wesentliche Mineralien und Vitamine fehlen, wird sein Gleichgewicht gestört. Besonders gefährlich sind achtloses Zu-wenig-Essen und Ernährungsschwankungen, da der innere Schaden für das bloße Auge unsichtbar ist. Dauerhaft extrem wenig zu essen ist eine der häufigsten lebensbedrohlichen psychischen Krankheiten. Im Extremfall führen schwerwiegende Unterernährung und chronische Essstörungen zum Tod (Crow, Praus und Thuras 1999).

Jessica ignorierte die gesundheitlichen Auswirkungen ihres achtlosen chaotischen Essverhaltens, bis sie die Ergebnisse einer ärztlichen Routineuntersuchung erfuhr. Ihr hoher Blutdruck und die Schwindel erregenden Cholesterinwerte beunruhigten ihren Arzt. Jessica war sehr wohl bewusst, wie schwer sie atmete, wenn sie sich körperlich anstrengte, aber sie schob es auf etwas anderes als ihre schlechten Essgewohnheiten. Nachdem nun ihr Arzt über ihren Zustand besorgt war, konnte sie die Warnsignale schwerlich weiter ignorieren. Endlich akzeptierte sie ihre Gesundheitsprobleme. Sie begriff, dass sie sich verschlimmern würden, wenn sie sich nicht umgehend damit beschäftigte.

Behalten Sie die möglichen körperlichen Folgen von eingeschränktem oder übermäßigem Essen im Blick, wenn Sie achtloses Verhalten eindämmen wollen. Lernen Sie die Notsignale Ihres Körpers erkennen. Gewöhnen Sie sich an, sich nicht so hart zu verurteilen, und beobachten Sie, wie sich das auswirkt. Bemerken Sie den Unterschied zwischen verurteilen und die körperlichen Folgen absehen. »Ich habe diese ganze Schüssel Chips gegessen, wie konnte ich nur so dumm sein!«, gegenüber: »Wenn ich all dieses Junkfood in mich stopfe, ist das sehr ungesund für meinen Körper, und ich werde mich danach schlecht fühlen.« Oder: »Ich bin so schwach«, gegenüber: »So gut wie nichts zu essen tut weh und ist hart für meinen Körper. Wenn ich das tue, laufe ich Gefahr, meinem Körper weiter zu schaden.«

Trainingsempfehlung: Achtsamkeit auf den Körper

Treten Sie einen Schritt zurück, beobachten Sie, und werden Sie sich Ihrer Körperempfindungen gewahr. Führen Sie sich die Folgen von achtlosem Essen vor Augen. Behalten Sie die Übersicht darüber, wie oft in einem Monat Sie unter den folgenden Körperreaktionen leiden:

- Schwäche
- chronische Müdigkeit
- Schrammen oder Prellungen
- Konzentrationsschwäche
- Kopfschmerzen
- Herzklopfen oder -flattern
- Magenschmerzen
- Winde
- Halsschmerzen
- Erbrechen von Blut
- Empfindliche Zähne
- Verstopfung
- Blähungen
- Austrocknung
- Trockene Haut
- Schrammen auf den Fingern vom selbstausgelösten Erbrechen
- Muskelschmerzen
- Neigung zu Knochenbrüchen
- Unregelmäßige Regelblutung
- Krämpfe

- Erkältung
- Energielosigkeit
- Schwindel, Benommenheit
- Ohnmacht
- Probleme mit dem Stuhlgang

20 Vom früheren und/oder zukünftigen Körper loslassen

Darüber zu grübeln, wie unser Körper in der Oberschule war, im College oder bevor wir ein Kind hatten, verschlimmert nur unser Leiden und achtloses Essen. Es ist Zeitverschwendung, über den Verlust unseres »früheren« Körpers zu trauern. Achtsamkeit begrüßt Veränderung und richtet sich gegen das Festhalten an der Vergangenheit. Der Buddha erinnerte uns daran, dass sich alles verändert, nichts unverändert bleibt.

Menschen, die Diäten machen, fühlen sich notorisch schuldig, weil sie von einem »zukünftigen« Körper phantasieren. Elaine hat zum Beispiel eine Diät begonnen, weil sie für ihre Hochzeit abnehmen wollte. Sie stellte sich immer wieder vor, wie sie in einem schlankeren Körper vor den Altar schwebte. Drei Wochen vor ihrer Hochzeit geriet sie in Panik, weil sie ihren Phantasiekörper noch nicht erreicht hatte. Sie verbrachte mehr Zeit damit, darüber nachzudenken, wie sie in ihrem Hochzeitskleid aussehen »sollte« und dass sie ihr Wunschgewicht nicht erreicht hatte, als über die Heirat. Wenn man seinen Körper, wie er im Augenblick ist, nicht annimmt und wertschätzt, hängt man entweder an der Vergangenheit oder phantasiert über die Zukunft, und beides löscht im Grunde die Gegenwart aus.

Trainingsempfehlung: Achtsamkeit auf Spiegel

Lösen Sie sich von Bildern, wie Sie früher einmal waren und wie Sie gern wären, und bleiben Sie bei dem, wie Sie gegenwärtig sind. Arbeiten Sie daran, wenigstens einen Körperteil an sich zu finden, den Sie annehmen und mögen können. Schauen Sie in den Spiegel und beschreiben sich laut. Bleiben Sie so lange vor dem Spiegel stehen, wie Sie können. Das kann nur ein paar Minuten oder auch eine halbe Stunde sein. Es geht dabei darum, sich so lange anzusehen, bis Sie an Ihre gewohnte Grenze stoßen, wo es anfängt, unangenehm zu werden. Wenn Sie den Drang spüren, sich abzuwenden, sich albern vorkommen oder unwohl fühlen, seien Sie sich dieser Reaktionen einfach gewahr. Beobachten Sie das vielschichtige Zusammenspiel der vier Achtsamkeitsgrundlagen, Ihren Geist, der sich Ihrer Gefühle und Gedanken über Ihren Körper gewahr ist. Ohne besonderen Anlass nehmen wir uns meistens nicht genug Zeit, um unser Aussehen wirklich in uns aufzunehmen. Ein Tag mit schlecht aussehenden Haaren kann unsere Aufmerksamkeit vom Funkeln unserer Augen abziehen oder dem rosigen Glanz unserer Haut. Machen Sie diese Übung zunächst mit nur einem Körperteil, zum Beispiel Ihren Händen oder Ihrem Nacken, und lenken

Sie von da aus Ihre Aufmerksamkeit auf Ihre ganze Erscheinung. Schöpfen Sie Ihre gesamte Beobachtungsgabe aus.

Eine Klientin beschrieb Ihre Reaktion auf diese Übung: »In der Vergangenheit war es unangenehm, in den Spiegel zu sehen. Es war, als ob du im Vorbeigehen dein Spiegelbild in einem Schaufenster siehst und deine Augen sofort bei dem Körperteil sind, das du an dir nicht leiden kannst, um dir zu versichern, dass du es immer noch nicht magst. Für mich waren Spiegel Scheinwerfer, die auf meine Oberschenkel gerichtet waren. Ich ignorierte alles andere und konzentrierte mich auf das, was ich am wenigsten mochte, meine Oberschenkel.

Für diese Spiegelübung ließ ich die Selbstkritik jedoch fallen und blieb beim achtsamen Beobachten. Ich beschrieb mich in Einzelheiten, etwa so: ›Ich habe braune lockige Haare, die bis zur Schulter reichen, es ist ein heller Braunton, mit blonden Strähnchen.‹ Ich öffnete mein Gewahrsein für das zarte Gewebe meiner Haut und die Temperatur unterschiedlicher Körperteile. Ich spürte die Rauheit meiner Handinnenflächen und bemerkte die unterschiedlichen Farbschattierungen meiner Lippen. Ich hörte auf, meine Figur mit achtlosen Worte wie ›dick‹ zu beschreiben, und wählte stattdessen geeignetere, genauere Wörter wie ›rund‹, ›gerade‹ oder ›oval‹. Ich lenkte meine Aufmerksamkeit auf den Geruch meiner Kleider und den Duft meines Parfums. Ich war oft versucht, negative oder positive Bezeichnungen wie ›hübsch‹, ›hässlich‹ und ›schön‹ zu verwenden, oder verkürzte Umschreibungen wie ›dünn‹

und ›dick‹. Diese Übung half mir, die Ausrichtung des ›Scheinwerfers‹ aufmerksam umzulenken und ihn von meinen gehassten Oberschenkeln wegzudrehen und mich ganz zu sehen, so, wie ich bin, ohne Bewertung.«
Wenn Ihr Geist anfängt in die Vergangenheit abzudriften und daran denkt oder sich vorstellt, wie Sie einmal aussahen, oder sich die Zukunft ausmalt, wie Sie gern aussehen würden, holen Sie ihn zurück. Schließen Sie Ihre Augen und beginnen von vorn. Sehen Sie, wer Sie in diesem Augenblick sind.

Trainingsempfehlung:
Sich selbst annehmen, wie man jetzt ist

Bei dieser Übung geht es darum, sich zu entschließen, sich so anzunehmen, wie man gegenwärtig ist, und sich ausdrücklich dazu verpflichten, das zu erreichen. Sie betont das »Loslassen« des Wunsches, seinen Körper völlig zu verändern. Lesen Sie sich die folgenden Affirmationen laut vor, oder erinnern Sie sich an sie, wenn Sie nicht genau wissen, was Sie essen sollen oder ob Sie sich wegen etwas, das Sie gegessen haben, schuldig fühlen sollen.

Akzeptanz-Affirmationen für achtsames Essen

Geist

- Ich *akzeptiere*, dass meine Sorge ums Essen und um mein Gewicht eine emotionale Belastung darstellt, ein Gefühl des Unwohlseins erzeugt und Leiden in mein Leben bringt.
- Ich entschließe mich, meinen Körper und mein Gewicht so *anzunehmen*, wie sie in diesem Moment sind.
- Mich zu verpflichten, mich *anzunehmen*, ist eine Entscheidung, die nur ich treffen kann.

Körper

- Ich *akzeptiere*, dass meine erblichen Anlagen meine Körperform und mein Gewicht stark beeinflussen.
- Ich *akzeptiere*, wie wichtig achtsames Essen für meine Gesundheit ist.

Gedanken

- Meinen Körper und mein Gewicht zu *akzeptieren* bedeutet nicht, dass ich sie als perfekt »beurteile«.
- *Akzeptanz* kommt aus meinem Innern. Ich suche sie nicht im Außen.

Gefühle

- Ich *akzeptiere*, dass sich mein Wert nicht in meinem Gewicht oder meiner Figur spiegelt, sondern dass er sich vielmehr daraus ableitet, wer ich als ganzer Mensch bin.
- Zu *Akzeptanz* gehört es auch, die kulturellen und gesellschaftlichen Botschaften abzulehnen, die ich über Körpergewicht erhalte.

21 Sich achtsam anziehen

Julie stellte ihren Wecker jeden Tag auf 5 Uhr, damit sie um 8 Uhr auf der Arbeit sein konnte. Im Durchschnitt brauchte sie jeden Morgen zwei Stunden, um sich anzuziehen. Diese anscheinend leichte Aufgabe war ein täglicher Alptraum. Eine fest sitzende Hose oder ein Outfit, das sie »dick fühlen« ließ, versetzten sie für den ganzen restlichen Tag in schlechte Laune und führten zu achtlosem Essen. Während sie sich anzog, schämte sie sich, wurde frustriert und ärgerlich, fühlte sich hässlich und einfach nicht gut genug. Wenn sie ihre Periode hatte, war es sogar noch schwieriger, die passenden Kleider zu finden. Normale Wassereinlagerungen hielt sie für Gewichtszunahme.

Menschen mit Essproblemen verbringen oft Stunden, um Kleider anzuprobieren, in denen sie »nicht zu dick aussehen«, und lassen sich von Kleidergrößen beherrschen. Wenn die Gemütsverfassung an einer Zahl hängt, so ist das recht gefährlich. Es gibt [in Amerika, Anm. d. Übers.] keine Standardmaße für Kleidergrößen, und sie variieren bei unterschiedlichen Herstellern. Dieselbe Frau kann bei einer Hose Größe 36 haben und bei einer anderen Größe 40.

Amandas erster Schritt in Richtung Heilung vom Zu-wenig-Essen war, dass sie ihre »kranke Jeans« wegwarf. Das war die Jeans, die ihr gut passte, wenn sie hungerte. Sie hatte sich damit gequält, sie immer wieder aus dem Schrank hervorzuholen, um zu messen, wie viel »dicker« sie geworden war. Das stiftete sie zu achtlosem Essen an und ließ sie negativ und kritisch über sich denken.

Trainingsempfehlung: Kleidung als emotionales Erfolgserlebnis

1. Wählen Sie bequeme, modische Kleidung. Kaufen Sie weiche, behagliche Textilien, wie Baumwolle und Leinen; entscheiden Sie sich eher für Wollhosen statt für Stretchhosen, eng anliegende Jeans, kurze Röcke oder Leggings. Tragen Sie Kleidung, in denen Sie sich wohl fühlen. Kaufen Sie nichts, das eng anliegt.

2. Finden Sie eine Kombination, in der Sie sich wirklich wohl fühlen und gut aussehen. Tragen Sie sie an Tagen, an denen Sie äußerst anfällig für achtloses Essen sind oder sich in Ihrem Körper unwohl fühlen.

3. Wenn Ihre Kleider enger anliegen, heißt das nicht, dass Sie zugenommen haben. Denken Sie daran! Es gibt normale tägliche Gewichtsschwankungen. Wasseraufnahme und Wetterwechsel können zu leichten Veränderungen des Gewichts führen.

4. Probieren Sie unterschiedliche Kleidermarken aus. Finden Sie heraus, welche Hersteller Kleider machen, die zu Ihrer Figur passen, und kaufen von ihnen.

5. Achten Sie mehr darauf, dass die Kleider passen, als auf die Größe. Denken Sie daran, dass außer Ihnen ohnehin niemand das Größenetikett sehen kann.

6. Verwenden Sie mehr Zeit darauf, andere Körperpartien zu betonen, wie Ihre Haare, Ihr Gesicht und Dekolleté; wählen Sie Farben, die gut zu Ihrer Haut- und Augenfarbe passen.

22 Hunger: Achtsam Ihrem Körper zuhören

Zu *spüren*, ob Sie Hunger haben oder satt sind, ist für achtsames Essen entscheidend. Wenn Menschen ihre Nahrungsmenge entweder einschränken oder zu viel essen, gewöhnen sie sich so sehr daran, Hunger zu haben oder satt zu sein, dass ihnen das Bewusstsein für ihren tatsächlichen Hunger abhandenkommt. Oder sie bringen sich bei, auftauchende Hungeranzeichen zu übergehen. Das kann man nur so lange tun, bis der Körper einen mit Signalen überflutet, die nicht mehr ignoriert werden können. Achtsamer Hunger bedeutet zu wissen, wann Ihr Körper gefüttert werden muss.

Amy hatte zum Beispiel die Hungersignale ihres Körpers so lange ignoriert, dass sie nicht mehr wusste, ob sie hungrig oder satt war. Um wieder ein Gefühl für ihren Hunger zu bekommen, bedurfte es eines Plans, der sie darin unterwies. Zunächst regulierte Amy ihre Nahrungsaufnahme und organisierte sie um. Eine Ernährungswissenschaftlerin und ein Arzt halfen ihr zu bestimmen, was sie essen sollte. Ihr neuer Speiseplan enthielt vitamin- und mineralstoffreiche Kost, Naschereien, nach denen sie verlangte, Lebensmittel, die ihre Sinne erfreuten, alles, was ihren Körper energetisierte. Als Amy lernte, achtsam zu essen, erkannte sie, wie kalt, langweilig, uninteressant und trocken ihr früheres »Diät«-Sandwich war. Es hatte sie immer hungrig und unbefriedigt zurückgelassen. Reicherte sie ihr simples Putensandwich allerdings mit etwas Käse, Tomate, Salat, Paprika oder fettarmem Salatdressing an, genoss sie es. Sie begann die Verbindungen zwischen ihren Gefühlen, Gedanken und ihrem Essverhalten wahrzunehmen.

Trainingsempfehlung: Hunger erkennen

Wenn Sie etwas essen wollen, fragen Sie sich zuerst, ob Sie wirklich hungrig sind. Sie müssen dafür nichts anderes zu tun, als über diese Fragen zu sinnieren: Brauche ich etwas zu essen, oder möchte ich es bloß? Wäre es ein Beispiel für achtloses oder achtsames Essen, wenn ich dieses Etwas essen würde? Warten Sie mindestens zehn Minuten mit der Antwort. Hören Sie auf Ihren Körper. Erkennen Sie die Körpersignale, die Ihnen anzeigen, dass Sie Hunger haben. Wenn der Magen knurrt, ist das ein sehr klares Anzeichen wirklichen körperlichen Hungers. Manchmal jedoch kann der Esstrieb weniger eindeutig sein, mit verwirrenden Signalen wie Konzentrationsunfähigkeit oder Übellaunigkeit. Lernen Sie zu erkennen, auf welche Weise Ihr Körper Ihnen sagt, wie er sich wirklich fühlt. Die folgenden Zeilen geben Ihnen eine kleine Orientierungshilfe, wie Sie den Unterschied zwischen achtsamem physischem Hunger und achtlosem emotionalem Hunger erkennen können.

Achtsamer körperlicher Hunger

Sie sind achtsam hungrig, wenn Ihr Magen knurrt; wenn Sie das essen, was Sie sich für diesen Tag vorgenommen haben; wenn Sie mehrere Mahlzeiten über den Tag verteilt essen statt einer großen; wenn Sie ausgewogene, nahrhafte Kost zu sich nehmen; und wenn Sie essen, weil Sie wissen, dass Sie Hunger haben.

Achtloser emotionaler Hunger

Sie füttern achtlosen emotionalen Hunger, wenn Sie auf der Grundlage ihrer emotionalen Verfassung essen; wenn Sie essen, auch wenn Sie nicht hungrig sind, einfach weil es schmeckt; wenn Sie essen, weil das Essen da ist; wenn Sie essen, weil Sie Langeweile haben, ärgerlich oder müde sind; und wenn Sie weiteressen, wenn Sie schon satt sind.

23 Achtsames Wiegen

Becky zog sich jeden Morgen ganz aus, ging auf Zehenspitzen zur Waage und wartete gespannt auf das Ergebnis. Sie wog sich zweimal am Tag, nur um sich die Zahl bestätigen zu lassen. Mitunter waren es auch dreimal. Dann entschied sich Becky ihre Waage für alle Zeiten wegzupacken. Sie nannte sich eine »Waagenabhängige« und entschloss sich zu einem abrupten Drogenentzug. Nach drei Monaten ohne Waage entdeckte Becky, dass sie viel mehr mit ihrem Körper in Einklang war. Ohne die Sicherheit der Zahlen musste sie ihre inneren Sinne schärfen. Am wesentlichsten war zu wissen, wie sich ihr Körper fühlte. Insgesamt sorgte sie sich weniger ums Essen, um Kalorien und Zahlen. Wichtiger noch, ihr morgendlicher Angstpegel war nun niedriger, und sie hatte auch tagsüber mehr Zeit.

Trainingsempfehlung:
Erwartungen zurückschrauben – warum wiegen?

Packen Sie die Waage weg. Verstecken Sie sie, werfen Sie sie oder geben sie weg, oder kleben Sie die Zahlen zu. Ein achtsamer Zugang sagt, dass das jeweilige numerische Körpergewicht unbedeutend ist. Gewicht beschränkt sich nur auf einen Aspekt des Körpers und übergeht dabei völlig, ob man sich gut fühlt oder wie der Körper bei einem bestimmten Gewicht funktioniert. Lernen Sie über Ihren Körper ganzheitlich zu denken.

Wenn Sie sich von Ihrer Waage nicht trennen können oder wissen, dass Sie der Versuchung, sich zu wiegen, nicht widerstehen können, wenn Sie irgendwo eine Waage sehen, können Sie beim Wiegen auch Achtsamkeitstechniken einsetzen. Sammeln Sie sich, atmen Sie, seien Sie sich des Vorgangs bewusst. Folgen Sie den Gefühlen und Gedanken, die auftauchen, während Sie sich auf die Waage stellen. Versuchen Sie nicht Ihre Gefühle wegzuschieben, sondern heißen Sie sie willkommen, und versuchen Sie zu erkennen, welchen Einfluss sie auf Ihr achtsames oder achtloses Essverhalten haben. Denken Sie daran, dass Gewicht nur eine Zahl ist, die angibt, wie hart die Schwerkraft arbeiten muss, um Sie auf dem Boden zu halten. Auf dem Mond würden Sie viel weniger wiegen. Es ist nur eine Zahl. Lassen Sie sich davon nicht emotional herunterziehen.

24 Achtsame Gelüste

Nachdem Jeff ein gesundes Mittagessen zu sich genommen hatte, verlangte ihn nach etwas Süßem. Den ganzen Tag schon ging ihm Eiskrem durch den Kopf, aber es gehörte nicht zu seinem »Speiseplan«, weshalb er die Küche nach etwas anderem absuchte. Nach einer Schüssel Müsli, ein paar Handvoll Chips und einem Apfel, aß er schließlich eine Schale Schokoladeneiskrem.

Ein achtsamer Zugang hätte Jeff erlaubt, das zu essen, wonach ihn wirklich gelüstet. Nachdem er versucht hatte, sein Verlangen mit anderen Dingen zu befriedigen, aß er die Eiskrem trotzdem. Die zusätzlichen Kalorien des Müslis, der Chips und des Apfels hätte er sich ersparen können, wenn er die Eiskrem gleich gegessen hätte, nachdem ihm dieser Wunsch bewusst geworden war.

Wenn uns nach etwas Bestimmtem verlangt, ist das vermutlich eine SOS-Nachricht des Körpers. Mit einem starken Verlangen will unser Körper uns im Grunde sagen, dass er womöglich etwas »braucht«, und nicht, dass er bloß etwas »möchte«. Wenn Sie den Drang verspüren, einen Hamburger zu essen, braucht Ihr Körper vermutlich Proteine und

Fett. Wenn Sie nach Süßem oder nach Obst verlangen, ist Ihr Zuckerspiegel wahrscheinlich zu niedrig. Gelüste verweisen auf einen Mangel. Normalerweise verlangt uns nach dem, was wir nicht haben können. Wenn wir es haben können, bestehen wir nicht mehr darauf.

Achtsamkeit ist ein Loslassen von Verlangen und Gelüsten. Dabei gibt man dem Körper von dem, was er haben möchte, gerade genug. Manchmal kann eine kleine Ecke Schokolade das Verlangen nach Zucker ebenso gut befriedigen wie ein ganzer Schokoriegel. Aber wenn Sie einen ganzen Schokoriegel haben müssen, essen Sie ihn genüsslich und achtsam.

Trainingsempfehlung: Achtsamkeit auf Gelüste

1. Wonach gelüstet es Sie normalerweise? Wenn es zum Beispiel Schokolade ist, finden Sie Wege, um dieses Verlangen auf achtsame Weise zu befriedigen. Haben Sie immer einen Mini-Schokoriegel oder ein paar Schokodragees parat, um dieses Gelüst befriedigen zu können, auch wenn Sie unterwegs sind. Wenn Sie es einplanen, verlieren Sie weniger leicht die Kontrolle.

2. Denken Sie an die Redewendung: »Widerstand stärkt die Gegenseite.« Gehen Sie mit Gelüsten bewusst um.

Welche Hinweise geben Ihnen Ihre Gelüste über Ihr Essverhalten? Ist Ihr Verlangen nach etwas Bestimmten ein Anzeichen dafür, dass Sie sich beim Essen zu sehr einschränken? Verweisen Ihre Gelüste darauf, dass Sie Zuwendung brauchen? Entdecken Sie, wofür Ihre Gelüste stehen, und finden Sie gesunde Wege, sie zu befriedigen. Stellen Sie sich die folgenden Fragen:

- Wie wird sich die Befriedigung meines Verlangens auf meinen Körper auswirken?
- Wie wird sich die Befriedigung meines Verlangens auf meine Stimmung auswirken?
- Wie wird sich die Befriedigung meines Verlangens auf mein Denken über mich selbst auswirken?

25 Gehen oder Laufen: »Der Mittlere Weg«

Achtlose Esser haben oft auch Schwierigkeiten mit regelmäßiger sportlicher Betätigung, einem Thema, das eng mit Ess- und Körperbildproblemen zusammenhängt. Sie tun sich häufig schwer, ein gesundes Maß an Bewegung in ihr Leben einzubauen. Die häufigsten Probleme entstehen durch zwei extreme Umgangsweisen mit sportlicher Betätigung. Sie zu vermeiden oder exzessiv zu betreiben, und beides führt wahrscheinlich zu Problemen.

Eine Frau war zum Beispiel nicht mehr in der Lage, ihren Sport einen Tag ausfallen zu lassen. Daran erkannte sie, dass ihre körperliche Betätigung außer Kontrolle geraten war. Sie hatte immer höchste Priorität, ganz gleich was für andere wichtige Dinge sich in ihrem Leben ereigneten. Ihr Sport dominierte ihr Leben und ihren Zeitplan.

Nach dem Buddha tauchen dann extreme Neigungen auf, wenn man Schwierigkeiten hat, einem »Mittleren Weg« zu folgen oder ein Gleichgewicht zwischen extremen Positionen zu finden. Achtsames Leben ist ein pragmatischer, flexibler Weg, bei dem man herausfindet, was für einen funktioniert. Es geht dabei nicht nur um das Aufgeben ungesunder

Gewohnheiten, sondern auch darum, andere positive sportliche Betätigungen zu finden. Herauszufinden, was für Sie realistischerweise funktioniert, ist wesentlich für ein achtsames Körpertraining.

Alex hatte zum Beispiel immer gute Vorsätze, etwas Sport zu treiben. Bei ihrem gehetzten Lebensstil blieb jedoch nie Zeit dafür. Wenn sie ihre monatliche Rechnung vom Fitnessstudio bekam, legte sie sie ganz zuunterst unter den Papierstapel, um ihre Schuldgefühle zu verdecken. Die gleiche Reaktion löste ihr Spiegelbild aus. Wenn ihre Kleider zu eng anlagen und ihren vorstehenden Bauch zeigten, schämte sie sich. Ihre Blicke in den Spiegel dauerten nur so lang, um zu prüfen, ob ihre Kleidung zusammenpasste. Um sich zu motivieren, etwas abzunehmen, befestigte sie an ihrem Kühlschrank ein Teenagerfoto von sich. Aber das Foto bewirkte nur, dass sie sich wegen ihres Körpers noch schlechter fühlte. Unterbewusst trainierte sie ihre Augen so, dass sie das Bild ihres früheren Selbst nicht mehr wahrnahmen.

Wenn sie ehrlich zu sich war, konnte sie sehen, dass es bei ihrem Arbeitspensum unrealistisch war jeden Tag ins Fitnessstudio zu gehen. Sie hörte auf, sich vor den Rechnungen zu verstecken, und stellte sich ihren Gefühlen. Dann gab sie die Schuldgefühle auf und kündigte ihre Mitgliedschaft. Langsam fand sie eine körperliche Betätigung, die zu ihrem Lebensstil passte. Zum Beispiel hatte sie, um zur Arbeit zu kommen, bisher Straßenbahn und Bus benutzt. Stattdessen ging sie nun zu Fuß zur Bushaltestelle und nahm nicht mehr die Straßenbahn. Auf diese Weise machte sie täglich zwei gute Spaziergänge. Während des Gehens konzentrierte sie sich auf die Bewegungen ihres Körpers und die dabei auftauchenden Empfindungen.

Trainingsempfehlung: Zugeben, dass man körperlicher Betätigung aus dem Weg geht

1. Hören Sie auf Ihren Körper. Finden Sie heraus, was für Ihr Leben realistisch ist. Verpflichten Sie sich auf eine »machbare« Art und Menge körperlicher Betätigung.

2. Fangen Sie *klein* an und arbeiten sich hoch. Konzentrieren Sie sich auf erreichbare Ziele. Wenn Sie Ihre erste Vorgabe erreicht haben, können Sie sie etwas höher schrauben. »Etwas« ist hier das Schlüsselwort. Erweitern Sie Ihr Übungsprogramm erst, wenn Sie das erste Ziel wirklich gemeistert haben. Der häufigste Fehler ist zu viel auf einmal zu erwarten. Wenn die Ziele unrealistisch und zu hoch gesteckt sind, ist das Scheitern vorprogrammiert und lähmt die Motivation. Sich realistische Ziele zu setzen und sie zu erreichen ist die beste Art, in Bewegung zu bleiben und sich das Gefühl zu geben, etwas vollbracht zu haben.
3. Welche Gefühle tauchen auf, wenn Sie an körperliche Betätigung denken? Benutzen Sie diese Frage, um herauszufinden, was Sie an Ihren Gewohnheiten ändern müssen. Wenn Sie gelangweilt sind, nehmen Sie vielleicht Salsaunterricht oder kaufen eine Übungs-CD, um dem Ganzen mehr Reiz zu verleihen. Wenn Aerobic Sie

zu sehr ermüdet, machen Sie etwas, das Sie weniger fordert.

4. Wenn Sie sich nicht allein auf einen Übungsplan verpflichten können, trainieren Sie mit einer Freundin. Wenn es Ihnen zu anstrengend wird, drosseln Sie das Tempo und machen etwas, das Ihrem Tempo mehr entspricht.

5. Bauen Sie täglich etwas anderes in Ihren Tagesablauf ein, um sich mehr Bewegung zu verschaffen. Parken Sie zum Beispiel am äußersten Ende des Parkplatzes, damit Sie gezwungen sind, mehr zu gehen. Benutzen Sie die Treppe statt des Fahrstuhls.

Erkennen, was wann ansteht

Körperliche Betätigung ist nicht immer gesund. Wenn sie exzessiv betrieben wird, kann sich ein gesundes Verhalten in ein schädliches verwandeln. Körpertraining spielte zum Beispiel in Johns Leben eine wichtige Rolle. Nach achtlosen Essanfällen trainierte er gewissenhaft drei Stunden am Tag. Es half ihm Stress abzubauen und minderte seine Furcht vor den vielen zusätzlichen Kalorien, die er zu sich genommen hatte. Nachdem er jedoch mehr Feingefühl und Achtsamkeit für seinen Körper entwickelt hatte, waren die wunden Muskeln und schmerzenden Gelenke für ihn ein klarer Hinweis, dass es an der Zeit war, mit dem übermäßigen Training aufzuhören. Er lernte, auf die Signale des Körpers einzugehen, wenn er nach Wasser, Proteinen und Kohlenhydraten verlangte, um ihn mit Energie für sein Trainingsprogramm zu versorgen, und wann es Zeit war aufzuhören. Meditation und Entspannung wurden allmählich für ihn zu einem nützlichen Ersatz im Kampf gegen seine unkontrollierten Essattacken.

Trainingsempfehlung:
Die Fixierung auf Sport verringern

1. Lassen Sie sich von einem professionellen Trainer beraten. Bitten Sie ihn, Ihnen dabei behilflich zu sein, ein persönliches Trainingsprogramm aufzustellen und es auch einzuhalten. Versprechen Sie einem Freund (oder Therapeuten), diesem ausgewogenen, achtsamen Trainingsplan zu folgen.

2. Erforschen Sie sich und entdecken dabei Ihre Trainingsmuster. Was bringt Sie zum Trainieren? Ist es ein Gefühl? Eine Gewohnheit? Um gesund zu bleiben? Um die Muskeln auszubilden? Welche *Funktion* erfüllt Sport?

3. Finden Sie Alternativen, wie Sie Stress außer durch Sport noch abbauen können.

4. Ersetzen Sie ihn mit etwas weniger Forderndem. Gehen Sie spazieren. Machen Sie Yoga oder Dehnübungen.

5. Experimentieren Sie mit dem Gegenteil von Sport. Entspannen Sie sich. Ruhen Sie aus. Achten Sie dabei auf Ihre Erfahrung.

6. Wenn Ihr Körper »stopp« sagt, nehmen Sie seine Warnung ernst. Ihr Körper schickt Ihrem Geist wichtige Informationen zur Entscheidungsfindung. Treffen Sie eine sachkundige Wahl.

7. Wenn Menschen, die Ihnen etwas bedeuten, wie gute Freunde oder der/die Partner/in, Sie ermuntern, zu viel Sport zu treiben, sprechen Sie sie darauf an. Erzählen Sie ihnen von Ihren Körperreaktionen, Ihren Verletzungen und Ihren langfristigen Körperzielen.

8. Sportler neigen besonders dazu, ihren Körper überzustrapazieren. Viele glauben, dass Gewichtsverlust die Leistungsfähigkeit erhöhe. Auch wenn das in geringem Umfang der Fall sein kann, ist dieser Vorteil nicht von Dauer. Nahrung fördert Kraft, Stärke und Konzentrationsfähigkeit. Lassen Sie sich von einem Experten bei Ihrem Anliegen beraten, wie Sie optimal Ihre Gesundheit und Ihre körperliche Leistungsfähigkeit verbessern können.

26 Soll man seinen Teller leer essen?

Gesunde Babys können sich nicht überessen. Menschen wissen von Geburt an instinktiv, wann sie hungrig sind und wie sie schreien müssen, um anderen ihr Bedürfnis nach Fütterung anzuzeigen. Wenn Babys satt sind, hören sie auf zu essen. Wenn sie genug haben, können sie nicht gezwungen werden, weiter an der Flasche zu nuckeln oder sie leer zu trinken. Das legt nahe, dass es biologische Sensoren gibt, die bestimmen, wie viel wir essen sollten, und dass Überessen teilweise ein angelerntes Verhalten ist.

Eine Möglichkeit, wie man es gelernt hat, am Familienesstisch. Eltern verlangen von kleinen Kindern oft, dass sie »ihren Teller leer essen«. Dadurch wird einem beigebracht, die Menge zu essen, die einem vorgesetzt wird, und nicht so viel, wie man braucht. Das ist ein achtloser Zugang.

Wenn man immer isst, was einem vorgesetzt wird, kommt man wahrscheinlich in Schwierigkeiten. Heutzutage sind die Portionen in Restaurants übermäßig groß und harmonieren absolut nicht mit achtsamem Essen. In der Regel ermutigen solche überdimensionierten Riesenportionen zu achtlosem Essen.

Susan wurde eine achtsame Esserin. Wenn sie essen ging, achtete sie nun darauf, was die richtige Menge für sie war. Statt alles zu essen, was auf ihrem Teller lag, registrierte sie, dass sie bereits nach zwei Dritteln satt war. Und wenn sie sich satt fühlte, hörte sie einfach auf zu essen. Sie bemerkte auch, dass sie sich zu voll fühlte, wenn sie alles aufaß, und dass das ein Zeichen dafür war, dass sie unachtsam gegessen hatte.

Trainingsempfehlung: Achtsam den Teller leer essen!

Experimentieren Sie mit Portionsgrößen. Essen Sie nicht alles auf, sondern lassen Sie etwas übrig. Beobachten Sie, wie Ihr Körper reagiert. Hören Sie auf Ihre innere Signale, um zu wissen, wann Sie aufhören müssen. Fühlen Sie sich im Restaurant nicht gezwungen, alles aufzuessen, sondern schätzen Sie aufmerksam ab, wie viel Sie bequem essen können.

Wenn Sie jemand sind, der oder die zu wenig isst und oft absichtlich das meiste unberührt auf dem Teller lässt, beginnen Sie Ihrem inneren Dialog zuzuhören, warum Sie das Essen zurückweisen. Denken Sie darüber nach, und versuchen Sie zu erspüren, ob es Ihr Körper oder Ihr Geist ist, der das Stoppschild aufstellt. Essen Sie so viel, bis Ihr Magen sich voll anfühlt. Achten Sie auf die Signale, die Ihnen Ihr Magen sendet, statt auf Ihren Geist zu hören, der selbstkritische Gedanken produziert.

Teil III

Achtsamkeit auf Gefühle

Durch Bemühung und Wachsamkeit, Disziplin und völlige Selbstbeherrschung schaffen die Weisen sich selbst eine Insel, die keine Flut überschwemmen kann.

Der Buddha

27 Achtsam mit emotionalem Essen fertigwerden

Jedem Ereignis folgt normalerweise ein Gefühl. Und genau wie wir den Drang haben, für Dinge wie Strümpfe, Rechnungen und Geld Rubriken zu finden und sie einzuordnen, wünschen wir uns auch einen einfachen, nachvollziehbaren Weg, um unsere Gefühle zu verstehen. So gibt es die Neigung, sogar komplexe Gefühle in drei einfache Kategorien einzuteilen: angenehm, unangenehm und neutral.

Gefühle, auch Emotionen genannt, bestehen aus einer Unzahl von vielschichtigen, verwirrenden, ständig wechselnden Empfindungen, die unser Gewahrsein überschwemmen und/oder vernebeln können. Gefühle sind wie das Wetter, natürlich, aber nicht kontrollierbar. Der Trick besteht darin, Stürme von intensiver Wut oder Reizbarkeit und die Leere eines kalten, einsamen Tages vorhersagen zu können. Schützen Sie Ihr inneres Klima vor extremen Bedingungen. Denken Sie daran, dass Gefühle kommen und gehen und sich schnell wandeln, was ein wachsames und flexibles Auge erforderlich macht. Reagieren Sie deshalb nicht gleich auf Ihre Gefühle, sobald sie auftauchen, oder bevor Sie verstanden haben, worum sie sich drehen. Gefühle sind äußerst unbeständig. Das lässt sich an der Arbeitsweise des Gedächtnisses veranschaulichen. Denken Sie zum Beispiel an etwas, das Sie in der Vergangenheit richtig aufgebracht hat. Heute ist es mehr als wahrscheinlich, dass diese Sache sie überhaupt nicht mehr kümmert. Sie lachen vielleicht sogar darüber. Nur weil Sie ein Gefühl erleben, heißt das noch nicht, dass Sie etwas damit tun müssen. Nennen Sie Ihre Gefühle bei ihren Namen. Wenn Sie sie benennen, nehmen Sie ihnen ihre Macht, indem Sie sie als »bloße Gefühle« identifizieren.

Benutzen Sie Meditation, um mit Ihren Gefühlen in Kontakt zu kommen. Erkennen Sie, welche Gefühle Sie wiederholt vor und nach dem Essen erleben. Sind es Scham, Schuld oder Enttäuschung? Ist es eine Kombination aus allen dreien? Denken Sie darüber nach, wie Sie mit diesen Gefühlen fertigwerden. Gebieten Sie jeder weiteren Analyse Ihres Verhaltens Einhalt, weil Sie Ihre Denkfähigkeit lahmlegen? Sind Sie sich Ihrer Bewertungen bewusst? Bemerken Sie, wie viel Male am Tag Ihr Geist »dieses Essen ist schlecht für mich« in »ich bin ein schlechter Mensch« übersetzt? Sagen Sie sich auch, »ich habe heute wirklich gut gegessen, also bin ich ein guter Mensch«? Werden Sie sich mehr des Essprozesses gewahr, statt bei jedem Essen auf den Urteilsspruch Ihrer Gefühle zu warten. Das hilft Ihnen, kluge Entscheidungen zu treffen, die auf Ihren Nährstoffbedürfnissen gründen statt auf Ihren Gefühlen.

Trainingsempfehlung: Situationen rückwärts und vorwärts durchgehen

Meditation macht uns weise; ein Mangel an Meditation hält uns unwissend. Wisse genau, was vorwärtsführt und was zurückhält, und wähle den Pfad, der zu Weisheit führt.

Der Buddha

Wenn Sie in einem bestimmten Zeitraum achtlos gegessen haben, denken Sie darüber nach, was davor passiert war. Verfolgen Sie das Geschehen zurück. Gehen Sie rückblickend durch Ihre Erfahrung, und machen Sie alle einzelnen Schritte aus, die zu dem führten, wo Sie jetzt stehen. Nehmen Sie immer nur einen Schritt auf einmal.

1. Fragen Sie sich Folgendes: Womit hat Ihr achtloses Essverhalten angefangen? Was passierte, just bevor Sie zu essen begannen? Wenn man sich den Zusammenhang der Situation anschaut, werden oft die Gefühle und Gedanken deutlich, die zu der Situation führten. Es gibt viele Faktoren, die unkontrolliertes Essen auslösen können.

2. Nachdem Sie den Vorfall zurückverfolgt haben, gehen Sie ihn noch einmal durch, aber diesmal vorwärts. Seien Sie sich der Gefühle gewahr, die Sie nach Ihrem ›Essanfall‹ hatten.

3. Wenn Sie die Situation durchgegangen sind, versuchen Sie die Punkte herauszufinden, an denen Sie ei-

nen anderen Weg hätten einschlagen können. Prägen Sie sich die Umstände dieser entscheidenden Weggabelung in Ihr Gedächtnis.

Schwierige Stimmungen aushalten und in den Griff bekommen

Menschen, die achtlos chaotisch, zu viel oder zu wenig essen, reagieren normalerweise auf extreme Gefühle recht ähnlich. Ob gut oder schlecht, intensive Gefühle werden als überwältigend und oft unerträglich erlebt. Im Allgemeinen wollen sie sie so schnell wie möglich *loswerden.* Mit Essen kann man Gefühle umgehend verändern oder dämpfen. Es wird benutzt, um sie zu überdecken und wegzudrücken, manche halten sich auch durch Hungern alle Gefühle vom Leib. Essen wird auch dazu verwendet, um Gefühle zu beruhigen, abzuschwächen oder zu verstärken. Oder es wird benutzt, um Gefühle zu bereinigen oder zu lösen und wieder Kontrolle über die eigene Gemütsverfassung zu erlangen.

Trainingsempfehlung:
Sich von seinen Gefühlen nicht auffressen lassen

Die folgende Übung hilft, mit schwierigen Gefühlen in einer Situation umzugehen, statt ihnen zu erlauben, dass sie einen auffressen.

Identifizieren Sie das Gefühl. Vollständiges Gewahrsein ist immer der Schlüssel. Schreiben Sie sich einen Brief, in dem Sie das Gefühl beschreiben. Beobachten Sie es zuerst und beschreiben es dann.

1. Schalten Sie einen Gang herunter! Stellen Sie sich vor, Sie könnten den Stärkegrad Ihres Gefühls bestimmen und angleichen, so wie Sie mit dem Regler die Lautstärke des Radios einstellen können. Wenn Sie bei zehn sind, überlegen Sie, was passieren muss, damit Sie auf sechs kommen.

2. Wenn Sie ängstlich sind, entspannen Sie Ihren Körper. Verbinden Sie sich wieder mit ihm. Spüren Sie Ihre Füße auf dem Boden. Lassen Sie Schultern und Nacken nach unten sinken. Beobachten Sie, wie es ist, der Schwerkraft keinen Widerstand zu leisten.

3. Wenn Sie sich gestresst fühlen, stellen Sie sich vor, sich zu massieren. Malen Sie sich aus, Sie lägen mit dem Bauch auf dem Boden. Zunächst konzentrieren Sie sich auf Ihre Füße und darauf, wie diese mit duftendem Öl massiert werden. Richten Sie Ihre Aufmerksamkeit auf Ihre Fußknöchel und Ihre Waden, während Sie eingerieben werden. Stellen Sie sich vor, wie Ihr Nacken, Ihre Schultern, Arme und Hände bis in die Fingerspitzen massiert werden. Spüren Sie, wie die Muskeln Ihres unteren Rückens tief durchgeknetet werden.

4. Wenn Sie sich traurig fühlen, seien Sie traurig. Kämpfen Sie nicht dagegen an. Leihen Sie sich einen traurigen Film aus, rufen Sie eine Freundin an und sprechen darüber. Bringen Sie sich bei, dass schlechte Gefühle nicht unerträglich sind oder Angst einflößen. Sie können angenommen werden.

5. Wut ist ein besonders schweres Gefühl. Sie tritt oft als sekundäre Emotion zu einer ersten, ursächlichen auf. Enttäuschung, Verletzung oder Verlustangst können unter Wutgefühlen liegen. Geben Sie zu, dass Sie wütend sind und finden heraus, was die Wut auslöst. Machen Sie in Ihrem Geist eine Momentaufnahme. Treten Sie einen Schritt zurück und lichten das Gleiche noch einmal ab, nun mit einem Weitwinkel. Was gibt es da noch im Bild? Der Buddha sagte: »An Wut festzuhalten ist, als ob man eine glühende Kohle ergreifen würde, um damit nach jemand zu werfen; aber du wirst dich verbrennen.«

6. Wenn Sie Schuldgefühle haben, gestehen Sie sie sich ein. Geben Sie zu, dass Sie sich schuldig fühlen. Erinnern Sie sich daran, dass es bei Achtsamkeit darum geht, wertfrei zu sein. Wenn Sie sich dabei ertappen, wie Sie sich zu einer Strafe verurteilen, denken Sie erneut nach. Eine Strafe über sich zu verhängen wird nur zu einer neuen Schleife achtlosen Essens führen. Es wird Sie mehr stärken, wenn Sie Mitgefühl mit sich haben. Und Ihr Mitgefühl verhindert, dass negative Ge-

fühle entstehen, die weiteres achtloses Essen auslösen könnten.

7. Wenn Sie sich von Gefühlen überwältigt fühlen und Sie normalerweise wegdrücken, stellen Sie sich vor, Sie hätten irgendwo in Ihrem Körper ein Druckventil. Drehen Sie vorsichtig am Hahn und lassen ein klein bisschen Gefühl abziehen. Denken Sie daran, es obliegt Ihnen, den Hahn zu bewegen.

8. Rituale während oder/und am Ende des Tages. Rituale können eine hilfreiche Art sein, Gefühle zu lösen, die sich im Laufe des Tages angestaut haben. Tägliche Routinen haben eine erdende Wirkung und fördern das Gewahrsein. Schreiben Sie eine Seite Ihres Tagebuchs voll, singen ein beruhigendes Lied, zünden ein Räucherstäbchen an oder sprechen laut ein Gebet. Versuchen Sie das jeden Tag zur gleichen Zeit zu tun. Rituale auszuführen ist wie die emotionale Reaktion auf ein Lied, das man gut kennt. Es ist vertraut, unkompliziert, und man kann voraussagen, wie es einem gefällt.

9. Wenn Sie sich am liebsten selbst verletzen würden, bitten Sie jemanden um Hilfe. Wenn man sich selbst verletzen will, heißt das, dass die Gefühle zu stark sind und man sie nicht mehr aushalten kann. Suchen Sie Zuflucht bei Menschen, die Ihnen helfen können, Ihre Gefühle zu beruhigen und zu verstehen.

Geduld und Ausdauer gehören zu den schwersten Tugenden, aber die, die sie erfolgreich üben, werden schließlich vom Sieg gekrönt.

Der Buddha

28 Achtsame Bilder – visualisieren Sie Ihre Gefühle

Ich habe schreckliche Angst, Fette zu essen, weil ich fürchte, so rund zu werden wie ein großer, roter Wasserball. Die Art Ball, mit dem man planlos herumspielt und den man wegschwimmen lässt, weil er es nicht wert ist, aus tieferem Gewässer gerettet zu werden.

Ich fühle mich wie ohne Haut. Jedes Gefühl scheint meine bloßen Nervenenden zu berühren. Wenn Leute mich anschauen, fühle ich mich nackt und ungeschützt. Ich möchte eine durchlässige emotionale Haut haben, die Menschen hereinlässt und mich davor schützt, dass ich mich vor einer Beurteilung meines Körpers fürchte.

Diese Aussagen sind Beispiele dafür, wie Menschen auf plastische Weise ihre Erfahrung von achtlosem, problematischem Essen veranschaulichen. Bilder, Vergleiche, Gleichnisse, persönliche Geschichten und Mythen zu finden und festzuhalten regt dazu an, unter die Oberfläche des Problems zu schauen. Ihre Erfahrung in ein Bild oder eine poetische Metapher zu übertragen kann helfen, einen Schritt zurückzutreten und Ihr Problem aus einer anderen Perspektive zu sehen.

Kate bekämpfte zum Beispiel ihre Schuldgefühle wegen ihres Essverhaltens und ihre quälenden Gedanken über ihren Körper mit dem Visualisieren eines achtsamen Essbildes. Sie verglich die chronische Erschöpfung ihres Körpers, an der sie wegen Kalorienmangels litt, mit den letzten ruckhaften Bewegungen eines Autos, dem das Benzin ausgegangen ist. Sie stellte sich vor, sie wäre ein kleiner blauer Volvo und was sie aß, wäre das Benzin, das sie in den Tank goss. Je beschäftigter sie war und je fester sie das Gaspedal niedertrat, desto öfter musste sie den Tank mit gutem Benzin (Proteinen, komplexen Kohlehydraten) auffüllen und nicht mit billigem (Diätsäften, Keksen, Chips). Kate achtete mehr darauf, wie sich ihr Körper bewegte und auf seine vielen Lebensfunktionen wie Atmen und Gehen. Sie erkannte, dass fehlende Achtsamkeit für sie wie das Fahren auf einem einsturzgefährdeten Weg war und dass sie so ihren Körper ruinieren würde.

Trainingsempfehlung: Achtsame Essbilder entwerfen

Wenn Sie beschreiben müssten, wie Ihr Essproblem aussieht, was würden Sie sehen? Denken Sie an Farbe, Form und Größe. Wäre es ein Tier, ein Mensch, ein Ort oder ein

Gegenstand? Wenn Sie das Bild erst einmal erfasst und beschrieben haben, können Sie anfangen, es in ein achtsameres Bild umzuwandeln.

29 Mit dem Atem seine Gefühle beeinflussen

Wenn Sie nicht wissen, wie Sie sich fühlen, Ihr Atem sagt es Ihnen. Der Atem ist ein Spiegel der Gefühle. Ist man besorgt, ist der Atem flach und schnell; ist man entspannt, ist er langsam und rhythmisch. Wenn man den Atem »anhält«, ist das ein sicheres Anzeichen dafür, dass man sich fürchtet. Wer verliebt ist, dem hat es den Atem »verschlagen«. Indem wir auf unseren Atem achten, kann uns also unser Innenleben bewusster werden. Wenn Sie nicht wissen, was Sie fühlen, halten Sie inne, achten auf Ihren Atem und lassen sich von ihm helfen, Zugang zu Ihren Gefühlen zu finden.

Trainingsempfehlung: Vor dem Essen tief atmen

Für viele Menschen ist Essen eine stressige Angelegenheit. Wenn das bei Ihnen auch so ist, setzen Sie sich an den Tisch und bereiten sich darauf, indem Sie eine achtsame Haltung einnehmen. Sammeln Sie Ihre ganze Aufmerksamkeit auf Ihre Körperempfindungen. Entspannen Sie sich und machen es sich bequem. Lehnen Sie sich zurück und seien sich Ihrer Körperhaltung bewusst. Entspannen Sie Ihre Muskeln, schließen Sie die Augen und lassen Ihren Körper zur Ruhe kommen. Spannen Sie Ihre Muskeln an und lösen wieder. Beginnen Sie mit einem tiefen Atemzug. Atmen Sie sehr langsam und tief, so dass sich Ihr Zwerchfell hebt und senkt. Konzentrieren Sie sich auf das Atemgeräusch. Hören Sie ihm zu und spüren die Empfindungen beim Atmen. Spannungen lösen sich und verlassen Ihren Körper. Sie werden entspannter. Folgen Sie dem Weg der Luft, und beobachten Sie, wie sie durch Ihre Nase und Kehle strömt, Ihre Lungen füllt und Ihren Brustkorb bewegt. Nehmen Sie sich einfach ein paar Augenblicke, um sich mit Ihrem Atem zu verbinden, bevor Sie zum achtsamen Essen übergehen.

30 Wie viel wiegen Sie (psychisch)?

Zuweilen gibt eine Waage nicht nur das Gewicht, sondern auch Ihren Wert an und wird so zu einem starken bestimmenden Faktor für Ihre Gemütsverfassung und Ihr Wohlbefinden. Wenn das passiert, geben Sie unglücklicherweise zugunsten einer äußeren Instanz das Steuer aus der Hand. Wenn Ihnen die Waage eine Zahl präsentiert, die Ihnen missfällt, gehen Sie deswegen vielleicht hart mit sich ins Gericht. Wenn Sie sich von Ihren selbstkritischen Urteilen beherrschen oder buchstäblich herunterziehen lassen, gefährden Sie Ihr inneres Gleichgewicht. Statt sich zu verurteilen, wäre es hilfreicher daran zu denken, Ihr psychisches Gewicht zu ermitteln.

Trainingsempfehlung: Den eigenen Selbstwert auswiegen

Denken Sie darüber nach, wie viel Appetit- und Ernährungsprobleme Sie belasten. Arbeiten Sie mehr daran, das Gewicht Ihres anderen Stresses zu verringern statt Ihres durch die Schwerkraft bedingten Körpergewichts. Ihr Selbstwert setzt sich aus verschiedenen Komponenten zusammen. Machen Sie sich klar, wie Sie sich intellektuell, moralisch, körperlich, gesellschaftlich, ökonomisch und spirituell fühlen. Welche Seite Ihres Selbst ist am stärksten aus dem Gleichgewicht geraten und lässt die Waagschale ausschlagen? Denken Sie an Zeiten, in denen Sie sich in Ihrer Haut wohl gefühlt haben. Achten Sie darauf, dass das Situationen sind, die sich *nicht* auf Ihren Körper oder Ihre äußere Erscheinung beziehen. Finden Sie etwas, womit Sie Ihr Wohlbefinden steigern können und das nicht mit Essen oder Ihrem Gewicht zusammenhängt.

31 Achtsames Essen und Beziehungen

Die Qualität und Tiefe der Beziehungen zu Menschen, die uns etwas bedeuten, lassen oft Rückschlüsse auf unser Verhältnis zu Essen zu und häufig entsprechen sie sich. Es kann hilfreich sein, beim Nachdenken über Ihren Umgang mit Essen Beziehungsbegriffe zu benutzen. Nahrungszufuhr ist ein unausweichlicher Teil des Tagesablaufs. Jeden Tag entscheiden wir aufs Neue, welche Priorität und wie viel Aufmerksamkeit wir dem Essen schenken. Und die Art und Weise, wie wir abwägen, welche Priorität und wie viel Aufmerksamkeit wir Partner, Familie und Freunden einräumen, mag dem ähneln. Unsere Essweise ist womöglich ein Spiegel für unsere zwischenmenschlichen Beziehungen. Wenn Sie zum Beispiel andauernd Diäten machen und das Gefühl haben, Ihr Selbstwert sei untrennbar mit Ihrem Gewicht verbunden, gehen vielleicht auch Ihre Beziehungen nicht sehr tief. Oder wenn Sie bestimmte Nahrungsmittel einschränken und vermeiden, sind Ihre Beziehungen wahrscheinlich auch eher oberflächlich, manchmal sogar eindimensional, was Ihnen ein Gefühl der Getrenntheit und Unverbundenheit gibt.

Janet beschrieb ihr Verhältnis zu Essen beispielsweise so, dass sie einem Verteidiger in einem Dauergerichtsprozess glich. Bei jedem Bissen fühlte Sie sich gezwungen, alle ernährungstechnischen Gründe aufzuzählen, warum es erlaubt sein »müsste«, ihn zu sich zu nehmen. Damit versuchte sie die unsichtbare Jury in ihrem Kopf zu überzeugen, dass sie davon nicht zunehmen würde. Ihr Umgang mit Freunden war dem verdächtig ähnlich. Janet bekam Schuldgefühle, wenn sie zu jemand nein sagte, und quälte sich stundenlang mit einer Entscheidung ab, ob sie mit einer Freundin irgendwohin gehen sollte.

Trainingsempfehlung: Nahrungskämpfe beenden

Achten Sie darauf, welche Bedeutung Essen in Ihrem Leben einnimmt und wie das möglicherweise auch die Art Ihrer Beziehungen umschreibt. Wie würden Sie Ihr Verhältnis zu Essen charakterisieren? Ist es eine geheime Liebesaffäre, die sich im Stillen und Verborgenen abspielt? Halten Sie, was und wie Sie essen, vor den Menschen um Sie herum geheim? Oder ist es eher eine Hass-Liebe? Führt das, was Sie mögen, dazu, dass Sie sich verachten, wenn Sie sich diesem Vergnügen hingegeben haben? Ist Essen ein verlässlicher »Freund«, der da ist, wenn Sie ihn brauchen, oder ein dauernder »Feind«, dem Sie aus dem Weg zu gehen versuchen und/oder den Sie zu besiegen trachten? Beschreiben Sie Ihr augenblickliches Verhältnis zu Essen und denken darüber nach, was für ein Verhältnis Sie sich in Zukunft wünschen. Streben Sie eine Freundschaft oder Partnerschaft an, die ausgeglichen, fair, gesprächsbereit und dauernd mit den widerstreitenden Bedürfnissen von Körper und Geist in Verhandlung ist.

Beziehungen mögen achtloses Essen auslösen

Der Buddha sagte: »Ein unehrlicher, böser Freund ist mehr zu fürchten als ein wildes Tier; ein wildes Tier mag deinen Körper verwunden, aber ein böser Freund wird deinen Geist verwunden.« Diese Aussage erfasst kurz und bündig, wie schädlich eine schlechte Beziehung für die Geistesverfassung und das Wohlbefinden sein kann. Im Allgemeinen wird unsere Fähigkeit, achtsam zu leben und zu handeln, durch zwischenmenschliche Probleme eingeschränkt. Die Sorge um den Zustand unserer Beziehungen zu anderen Menschen kann einen völlig gefangen nehmen. Fragen wie »mögen die Leute mich?« und »was denken sie über mich?« drängen sich womöglich immer als Erstes in den Sinn. Schwierigkeiten mit anderen Menschen können einen aufzehren und davon abhalten, sich auf die vorliegende Aufgabe zu konzentrieren, die darin besteht, für die Menschen da zu sein, die einem wichtig sind, und das Leben wirklich zu genießen.

Eine häufig gestellte Frage lautet: »Wird man mich mögen, wenn mein Körper nicht wirklich attraktiv ist?« Es ist wahr, dass viele ihr erstes Urteil oft aus dem Aussehen ableiten. Aber echte zwischenmenschliche Beziehungen gründen in viel Wesentlicherem. Wenn Sie mit Ihren Beziehungen tatsächlich achtsam umgehen, betrachten Sie Menschen aus einer *ganzheitlichen* Perspektive. Sie schätzen alle Aspekte ihres Wesens. Achtsamkeit bewertet niemand nach seiner Vergangenheit oder Zukunft. Sie beurteilt Menschen nach dem, was sie in diesem Augenblick sind. Verbinden Sie sich mit Ihren Reaktionen und mit dem, was Sie in der Gegenwart einer Freundin »spüren« und »fühlen«, statt mit dem, was Sie aus der Vergangenheit über sie »wissen« oder was Sie »denken«, dass sie in der Zukunft sein wird.

Menschen mit Essproblemen wollen anderen oft gefallen. Wenn man anderen gefallen will, ist man sehr damit beschäftigt, wie man andere glücklich machen kann, oft auf Kosten des eigenen Wohlbefindens. Anderen zu gefallen verhindert Achtsamkeit, weil man immer vorwegnimmt, wie andere reagieren, statt vollständig gegenwärtig zu sein und Entscheidungen auf der Grundlage dessen zu treffen, was man in diesem Augenblick spürt und fühlt, und nicht nach den Gedanken, die man sich darüber bereits gemacht hat.

Trainingsempfehlung: Beziehungsprüfung

Wenn Sie sich darüber sorgen, was andere über Ihren Körper denken mögen, fragen Sie sich, wie die Qualität Ihrer Beziehungen ist. Beurteilen Sie andere ausschließlich nach ihrem Äußeren? Projizieren Sie Ihre Selbstkritik auf andere und gehen davon aus, dass sie es sind, die so kritisch über Sie denken? Überlegen Sie, welche Auswirkungen das auf Ihre Beziehungen haben könnte. Was fürchten

Sie, dass andere sehen könnten, wenn sie Sie wirklich kennen würden?
Seien Sie wirklich bei den Menschen, mit denen Sie zusammen sind. Schauen Sie ihnen in die Augen, berühren Sie sie an den Händen, halten Sie Ihre Aufmerksamkeit bei Ihrem Gespräch. Bemerken Sie die Gefühle und Gedanken, die in Ihnen aufsteigen.

Trainingsempfehlung: Achtsames Körpergespräch

Seien Sie sich der Botschaften bewusst, die Sie von Ihren Freunden erhalten und an sie ausgeben. Der Buddha sagte: »Tausend Kerzen können an einer einzigen entzündet werden, ohne dass sich das Leben der Kerze dadurch verkürzt. Glück nimmt nie dadurch ab, dass es geteilt wird.«
Machen Sie keine feindseligen Kommentare übers Dicksein, prüfen Sie nicht kritisch die Körper anderer oder machen sich über deren Gewicht lustig. Weigern Sie sich geringschätzig über das Aussehen von anderen zu reden. Wenn Sie bemerken, dass Sie jemand mit einem Blick taxieren und eine kritische Bemerkung abgeben, stellen Sie dem eine positive Beobachtung gegenüber. Machen Sie anderen aufrichtige Komplimente.
Machen Sie nie, nie, niemals eine Bemerkung über das Gewicht von anderen. Sie wissen nicht, was Ihre Bemerkung für die andere Person bedeuten mag und haben keine Idee, welche Auswirkung sie auf sie haben kann. Achtlose Esser berichten immer wieder, dass Bemerkungen

anderer über ihr Gewicht, sich drastisch auf ihre Essgewohnheiten auswirken. Ungesundes, sogar gefährliches achtloses Zu-wenig-Essen wird durch gut meinende Nahestehende und Kollegen verstärkt, die sagen: »Du siehst so dünn aus« oder »du musst nicht weiter abnehmen.« Wenn Sie etwas sagen wollen, machen Sie ein allgemeines Kompliment wie: »Du siehst wirklich gut aus heute.« Heben Sie das Gewicht nicht hervor. Zu sagen jemand sehe »dick« aus oder »habe zugenommen«, kann sehr grausam sein. Bewerten Sie andere nicht nach ihrem Hintern, ihren Oberschenkeln oder ihrem Bauch, sondern nach ihrem Herz und ihrem Geist.

32 Verlangen des Herzens und des Magens

Marie hatte zum Valentinstag nur den einen Wunsch: Sie wünschte sich ein großes, rotes, mit Schokolade gefülltes Samtherz. Schon die Tage zuvor verbrachte sie in sehnsüchtiger Erwartung auf dieses Geschenk und stellte sich die schöne Verpackung vor. Ironischerweise mochte sie aufgrund einer schwachen Nahrungsallergie Schokolade noch nicht einmal gern und aß selten welche. Marie erkannte nicht, dass es nicht die Schokolade war, nach der sie hungerte, sondern dass das große rote Herz etwas Besonderes für sie symbolisierte. Sie wollte geliebt werden und dass ihr Geliebter seiner Liebe mit einem symbolischen Geschenk Ausdruck verleiht. Diese kurze Geschichte illustriert die Verwirrung, die wir erleben können, zwischen dem, wonach sich unser Herz sehnt, und dem, wonach unser Magen verlangt.

Die buddhistische Lehre sieht in Begehren die Wurzel unseres Leidens. Emotionales Verlangen kann mächtiger, unstillbarer und zerstörerischer sein als körperlicher Hunger. Unsere emotionalen Wünsche sind nicht so klar und vorhersagbar wie unser Verlangen zu essen. Wenn Sie achtsamer werden, beginnen Sie genau zu erkennen, wonach Ihr Herz verlangt. Man kann sich nach Gemeinschaft, Liebe, Macht und Kontrolle sehnen. Im Gegensatz zu Essen können diese Sehnsüchte nicht so leicht erfüllt werden. Manchmal missdeuten Menschen das Verlangen ihres Herzen und versuchen ihren Körper zu füttern, obwohl sie sich eigentlich besser um ihre Seele kümmern müssten.

Bevor Jessica eine achtsame Esserin wurde, war sie, wenn sie sich allein oder traurig fühlte, besonders gefährdet, zu viel zu essen. Mittlerweile ist sie so achtsam, dass sie nicht mehr nach Essen greift, um sich besser zu fühlen, sondern eine Freundin anruft. Mit jemanden zu sprechen tut ihr so gut, dass sie aufhört, an Essen zu denken, und einfach den Kontakt genießt.

Trainingsempfehlung: Ein Achtsamkeitstagebuch führen

Beobachten Sie Ihre sich ständig wandelnden Gefühle und Wünsche. Tragen Sie immer ein kleines Taschentagebuch bei sich. Halten Sie es griffbereit, so dass Sie es gleich zur Hand haben, wenn Sie flüchtige, mächtige, intensive Gefühle oder Verlangen erleben. Oder kaufen Sie sich einen Kalender mit Tagen, die in Stunden unterteilt sind. Notieren Sie sich, wann welche Gefühle auftraten. Schauen Sie sich den Kalender am Ende des Tages an, um zu sehen, ob Muster oder Trends erkennbar sind. Wenn Sie die meiste Zeit vor dem Computer verbringen, können Sie auch ein leicht zugängliches, sicheres Dokument er-

stellen, in dem Sie aufschreiben, welche Gefühle im Verlauf des Tages Ihren Geist bewegen.
Notieren Sie sich zusätzlich zu Ihren Gefühlen auch Ihre Tagträume, und sehen Sie sich diese genauer an. Sie verdeutlichen manchmal sehr schön, was man tatsächlich begehrt. Wenn Sie von einer speziellen Beziehung träumen, wünschen Sie sich vermutlich Liebe und Zuwendung. Wenn Sie von einer Beförderung träumen, sehnen Sie sich vielleicht nach Macht, Kontrolle und intellektueller Herausforderung. Überlegen Sie, was Sie tun können, um die nagenden Sehnsüchte Ihres Herzens zu befriedigen.

33 Achtsame Festessen

Die meisten Menschen freuen sich auf traditionelle Festessen. Das ist eine schöne Gelegenheit zum Feiern – für alle, außer für achtlose Esser. Für sie sind Zusammenkünfte, die sich ausschließlich ums Essen drehen, oft gar nicht lustig. Die Sorge über zusätzliche Festtagspfunde ist kein Grund zum Feiern. Festtage geben Essen einen Sonderstatus, und sie animieren zu achtlosem Essen, indem sie alle auffordern, sich zu überessen.

Die Feiertage mit Verwandten zu verbringen ist eine andere todsichere Methode, in achtloses Essen zu verfallen. Die Familie zu treffen kann eine ebenso große Anstrengung wie Freude sein. Man ist sehr gefühlsbetont, und Konflikte brechen leichter auf. Durch das Zusammensein mit der Familie können die unterschiedlichsten Gefühle wiederbelebt werden: Gefühle der Unzulänglichkeit, sich kontrolliert oder zurückgewiesen zu fühlen, der Wunsch zu gefallen. Oder es weckt intensive Erinnerungen an die glücklichen Ferien, die man früher einmal zusammen verbracht hat, was uns deutlich macht, wie sehr wir häufigeren Kontakt mit unserer Familie vermissen. Eine Frau beschrieb die Weihnachtsfeiertage als ihre größte

Herausforderung, da ihr dann zwei ihrer »Schwächen« in doppelter Dosis verabreicht werden: Familie und Essen.

Trainingsempfehlung: Festessen planen

- Planen Sie achtsam im Voraus. Denken Sie darüber nach, welches Essen für Sie zu diesem Festtag gehört. Planen Sie ein, etwas davon zu essen. Bieten Sie an, dass Sie die Zubereitung übernehmen, damit Sie mehr Kontrolle über den Speiseplan haben. Wählen Sie Gerichte, die Ihre Anfälligkeit zu achtlosem Essen nicht auslösen oder verstärken.

- Wenn das Festessen woanders stattfindet, nehmen Sie vor dem Gehen achtsam eine Kleinigkeit zu sich. Warten Sie nicht bis nach dem Footballspiel oder dem Festtagsumzug. [In Nordamerika gibt es anlässlich von Festtagen Umzüge, ähnlich der deutschen Karnevalsumzüge, und manchmal auch Footballspiele. All das ist mit einem Festessen gekoppelt und ist zusammen ein großes Ereignis, Anm. d. Übers.] Wenn Sie das tun, werden die Hungersignale Ihres Körpers so stark sein, dass sie vermutlich schwer auf kontrollierte Weise zu stillen sind.

- Achten Sie auf besondere ethnische oder kulturelle Gepflogenheiten.

- Auch wenn Sie chronisch zu wenig essen, können Festtage äußerst schwierig sein. Besinnen Sie sich zurück, was Sie einmal gemocht haben, bevor Sie Essprobleme hatten. Essen Sie, was Ihnen Freude bereiten würde. Stellen Sie für sich eine Verbindung mit der Bedeutung des Feiertags her. Wenn es zum Beispiel der Vierte Juli [der amerikanische Unabhängigkeitstag, Anm. d. Übers.] ist, feiern Sie Ihre Freiheit, Ihre Nahrungsmittel wählen zu können.

- Bleiben Sie mit Ihrer gegenwärtigen Erfahrung in Verbindung. So können Sie verhindern, sich zu überessen. Essen Sie bei Tisch langsam und schauen sich alles zuerst an. Riechen und schmecken Sie das Essen. Atmen Sie die Festtagsstimmung ein.

- Wenn Sie Ihre Portion aufgegessen haben, warten Sie zwanzig Minuten, bis Sie sich einen Nachschlag holen. Der Teil des Gehirns, der Ihren Appetit reguliert, braucht etwa zwanzig Minuten, bis er registriert hat, was Sie zu sich genommen haben. Erst dann kann er die Sättigungsnachricht an Ihren Körper und Ihr Gehirn schicken. Geben Sie Körper und Geist genügend Zeit, um diese Signale zu senden und aufzunehmen.

- Wenn das gleiche Lebensmittel auf unterschiedliche Weise zubereitet ist, wählen Sie die, die Sie am meisten mögen. Wenn es zum Beispiel Kartoffelpüree und süße Kartoffeln gibt, überlegen Sie, was Ihnen besser schmecken würde, oder nehmen von beidem ein klein wenig.

- Wenn es Ihnen schwerfällt abzuschätzen, wie viel Sie gegessen haben, legen Sie die verschiedenen Gerichte so auf den Teller, dass sie nicht übereinanderliegen. Fangen Sie damit an und warten dann ab, um zu hören, was Ihr Körper sagt.

34 Achtsam essen gehen

Essengehen kann je nachdem, wie Ihr Verhältnis zu Essen ist, entweder ein besonderer Genuss oder ein Alptraum sein. Jill mochte zum Beispiel interessante, wunderliche Cafés und ging regelmäßig in die vielen Thai-Restaurants an ihrem Wohnort. So musste sie nicht kochen, und der Geschmack übertraf bei weitem alles, was sie je selbst zustande bringen könnte. Die Kehrseite des Ganzen war die Sorge um überzählige Kalorien. Sie hatte keinen Einfluss darauf, wie das Essen zubereitet wurde, und wusste deshalb nicht, wie viele Kalorien sie zu sich nahm. Das machte ihr Schuldgefühle. Wenn sie zur Belohnung essen ging, aß sie achtlos viel zu viel. Essengehen war also eine Mischung aus großem Vergnügen und ebenso großem schlechtem Gewissen.

Die Tatsache, dass Essengehen für Sie etwas Besonderes ist, gibt Ihnen noch nicht die Erlaubnis, achtlos zu essen. Aufmerksam, bewusst und ohne zu urteilen kann man überall essen. Das können Sie in Restaurants ebenso tun wie zuhause. Sie müssen einfach langsam essen und sich das Essen auf der Zunge zergehen lassen. Lernen Sie, das Ambiente des Restaurants und seinen Service als das eigentlich Besondere zu betrachten, und nicht so sehr das Essen selbst. Essengehen ist oft eine Form der Unterhaltung oder eine Gelegenheit zum geselligen Beisammensein. Manchmal mag es Ihnen so vorkommen, als müssten Sie zwischen Geselligkeit oder achtsamem Essen wählen. Jedoch müssen sich die beiden nicht gegenseitig ausschließen. Wenn es Sie stresst, mit Freunden essen zu gehen, oder negative Gefühle aufkommen lässt, achten Sie auf das, was darunterliegt. Ihre Angst mag damit zusammenhängen, dass Sie glauben, Sie könnten die Kontrolle verlieren. Wirken Sie der Angst entgegen, indem Sie es als eine Gelegenheit betrachten, um sich aufmerksam Ihre Beziehungen anzusehen und sich im achtsamen Essen zu üben.

Gerichte zu vergleichen ist eine verbreitete, aber lästige Erscheinung. Wenn man mit Freunden essen geht, sieht man sich gewöhnlich damit konfrontiert. Menschen, die gern Gerichte vergleichen, richten sich bei ihrer Bestellung an dem, was andere gewählt haben. Das ist ein Beispiel achtlosen Essens, denn man achtet mehr auf andere als auf sich selbst. Die Erfahrung des Essens und unser Verhältnis dazu ist beides uns allein eigen. Aus diesem Grund ist es wichtig, sich auf das eigene Erleben zu konzentrieren und aufmerksam dabei zu verweilen. Essen Sie von Ihrem eigenen Teller.

Trainingsempfehlung: Elf Arten, essen zu gehen

1. Der erste Schritt, wenn man abends ausgehen will, ist die achtsame Wahl eines Restaurants. Suchen Sie eins

aus, das eine große Auswahl an gesunden und interessanten Gerichten hat. Vermeiden Sie den Buffet-Stil, drei Gänge und »alles, was Sie essen können« zu einem Preis, oder Orte mit geringer Auswahl. Das fällt unter die gleiche Regel wie das Vermeiden von Lebensmittelgeschäften, wenn man hungrig ist.

2. Es hilft achtloses Essen zu vermeiden, wenn man vor dem Gehen eine Kleinigkeit zu sich nimmt. Gehen Sie nicht wirklich hungrig los oder »sparen« vorab für dieses Mahl Kalorien. Wenn Sie nur mäßigen Hunger haben und keinen zu großen, ist es viel leichter achtsam auszuwählen und Gerichten zu widerstehen, die Sie normalerweise nicht essen würden. Hat man großen Hunger, isst man vermutlich alles, was einem vorgestellt wird. Wenn Sie wirklich hungrig sind, bestellen Sie wahrscheinlich zu viel. Suchen Sie sich etwas aus, das dem ähnelt, was Sie zuhause kochen würden. Dadurch können Sie vermeiden, dass Sie zu viel essen. Essen Sie langsam und genießen die gesamte Erfahrung.

3. Essen Sie achtsam und halten Ihre innere Verbindung zu Ihrer Begleitung und zum Essen aufrecht. Reden Sie, lachen Sie, und amüsieren Sie sich. Falls schuldbewusste Gedanken in Bezug auf Essen Sie überfallen, richten Sie Ihre Augen und neunzig Prozent Ihrer Aufmerksamkeit auf die Menschen, deren Gesellschaft Sie teilen.

4. Wenn Sie zu den Menschen gehören, die gern Gerichte oder Ihr Gewicht vergleichen, bestellen Sie zuerst, damit Sie nicht in Versuchung geraten, Ihre Wahl zu verändern. Achten Sie darauf, positiv über das Essen zu sprechen. Loben Sie den Geschmack. Stimmen Sie nicht ein, wenn andere sich überkritisch über das Essen äußern. Ziehen Sie es in Betracht, nicht mit Menschen essen zu gehen, die Ihren Angstpegel erhöhen oder selbst sehr mit eigenen Essproblemen beschäftigt sind. Finden Sie Menschen, die gute, achtsame Essvorbilder sind.

5. Entwickeln Sie einen stärkeren Gemeinschaftssinn, indem Sie etwas zusammen bestellen und sich teilen. Wenn Sie zum Beispiel auf ein bestimmtes Gericht Lust haben, das für Sie normalerweise nicht in Frage kommt, wie eine Vorspeise oder ein Dessert, fragen Sie, ob es jemand am Tisch mit Ihnen teilen würde. Exotische Gerichte miteinander zu teilen kann Spaß machen. Treffen Sie gemeinsam eine Wahl. Sprechen Sie darüber, was Sie mögen und nicht mögen, statt davon, was Sie nicht essen dürfen. Haben Sie Spaß und genießen Ihr Essen.

6. Beurteilen Sie nicht, was andere essen. Niemand möchte mit jemand essen, der das, was man wählt, kritisiert. Wenn jemand fettige Pommes Frites bestellt, die Sie nicht anrühren würden, seien Sie sich Ihrer Reaktion bewusst. Sagen Sie sich: »Ich urteile gerade und brau-

che mehr Mitgefühl. Ich bemerke, wie ich gleichzeitig neidisch und kritisch werde. Ich muss mich einzig auf mein Essverhalten konzentrieren und darauf, was und wie ich esse.« Zu anderen Zeiten mögen Sie Schuldgefühle bekommen, weil Ihre »dünnere« Gesellschaft weniger isst als Sie. Achten Sie wieder auf Ihre Bedürfnisse und alles, was in Ihnen vor sich geht.

7. Nutzen Sie möglichst selten Essen, um etwas zu feiern oder anderen eine Freude zu bereiten. Finden Sie andere Wege. Kaufen Sie ein Geschenk, schicken Sie eine Karte, hinterlassen Sie eine sehr aufmerksame Nachricht auf der Mailbox. Manchmal wird gewitzelt, dass man Schokolade »braucht«, um sich von den Anstrengungen eines stressigen Tages zu erholen. Sie wissen, dass Essen auf lange Sicht nicht die Lösung ist. Die Vorstellung zu stärken, dass Essen das größte Wohlbefinden bereitet, ist schlichtweg gefährlich.

8. Machen Sie kein Aufheben um das, was Sie bestellen. Manchmal erhoffen sich Menschen Bestätigung (oder eine neidische Reaktion), wenn sie darum bitten, dass ihr Gericht ohne Käse, Öl, Butter usw. sein soll. Geben Sie Ihre Bestellung nach Ihren Geschmacksvorlieben auf und nicht um eine Reaktion zu bewirken.

9. Vermeiden Sie es, achtlos von Ihrem Essen zu naschen. Wenn Brot gebracht wird, nehmen Sie ein, zwei Stücke und lassen den Rest zurückgehen. Brot (und But-

ter) gehören zu den Nahrungsmitteln, die am häufigsten achtlos gegessen werden. Schieben Sie Ihren Teller zur Seite, wenn Sie fertig sind, oder bitten Sie, dass er abgeräumt wird. Es passiert leicht, dass man sich achtlos mehr nachlegt oder weiter davon nascht, wenn das Essen noch vor einem steht.

10. Lockern Sie die Verbindung zwischen Essen und Geselligkeit. Wenn Ihre Freunde häufig mit Ihnen essen gehen wollen, schlagen Sie vor, sich stattdessen zum Tee oder Kaffee zu treffen. Planen Sie gemeinsame Unternehmungen, die nichts mit Essen zu tun haben, wie Spaziergehen oder Kino. Oder laden Sie Ihre Freunde zu einem Essen ein, das Sie selbst zubereiten.

11. Verbinden Sie geschäftliche Treffen oder wichtige Gespräche nicht mit einer Mahlzeit. Es ist schwierig, auf sein Essverhalten zu achten, wenn man gleichzeitig in entscheidende oder emotionale Gespräche verwickelt ist. Viele neigen dazu, mit Essen unbewusst Spannungen abzumildern.

35 Die eigenen Gene akzeptieren

Betsys Familie witzelte, dass sie wie andere Frauen in der Familie der Fluch der Cervellonis-Hüften getroffen hat. Väterlicherseits hatten alle Frauen breite, kräftige Hüften und Gesäße. Sie bildeten einen schmerzlichen Kontrast zu den schmalen, eleganten Hüften und dem anmutigen Gesäß, die sie sich beim Sport ausmalte. Wenn sie sich ihre Familie ansah, war klar, dass ihr Wunsch, in eine Hose Größe 34 zu passen, völlig unrealistisch war. Ganz gleich wie viele Diäten sie machte und wie viel Sport sie trieb, ihre Knochenstruktur und ihr Körperbau würden sich nicht verändern. Wenn es zudem Familienmitglieder gibt, die Schwierigkeiten mit der Kontrolle ihres Essenverhaltens haben, vererbt sich wahrscheinlich auch das.

Die Gene haben einen starken Einfluss auf Körperform und -gewicht. Die Knochendichte und -größe, der Stoffwechselhaushalt und die Orte, wo sich Fett einlagert, sind ebenso durch unseren genetischen Code bestimmt wie unsere Augen- und Haarfarbe oder Körper- und Fußgröße.

Nach der *Set-point*-Theorie geht man davon aus, dass sich unser Körpergewicht nur innerhalb einer genetisch vorgegebenen Spanne bewegt. Unser Körper ist bestrebt, sein Gewicht innerhalb dieses vorgegebenen Bereichs zu halten, und gleicht den Stoffwechsel und die Nährstoffreserven automatisch an, um zu verhindern, dass sein Gewicht außerhalb dieses vorgegebenen Bereichs gerät. Diese Theorie besagt, dass wir wenig tun können, um unsere allgemeine Körperform zu verändern, ebenso wie Schuh- und Körpergröße oder Augenfarbe ein vorbestimmter Teil unserer selbst sind. Alles, was wir tun können, ist gefärbte Kontaktlinsen tragen oder Schuhe mit hohen Absätzen. Auf ähnliche Weise können wir unser körperliches Erscheinungsbild durch unsere Kleidung überspielen oder indem wir unsere Muskeln durch Sport kräftigen.

Angie war zum Beispiel ein Meter sechzig groß. Ihr natürliches Gewicht bewegte sich zwischen 52 und 57 Kilo. Wenn sie achtsam aß, blieb ihr Gewicht problemlos innerhalb dieser Spanne. Sie bemerkte, dass es sehr schwer war abzunehmen, wenn sie 52 Kilo wog und dass sich ihr Körper unwohl fühlte, wenn sein Gewicht über die Obergrenze hinausging. Angies Fähigkeit, auf ihren Körper zu hören, half ihr achtsam zu essen und innerhalb der Spanne ihres natürlichen Körpergewichts zu bleiben.

Trainingsempfehlung: Ihre natürliche Körperform herausfinden

Zeichnen Sie einen Stammbaum. Finden Sie heraus, welche Familienmitglieder mit achtlosem Essen gerungen haben. Wenn Essen und Gewicht kein Gesprächsthema waren, schauen Sie sich Familienfotos an. Berücksichtigen Sie, wie der Körper sich von der Kindheit bis ins Alter verändert. Denken Sie darüber nach, ob zu viel, zu wenig oder chaotisch zu essen ein Familienmuster ist. Wenn Sie gerade dabei sind, schätzen Sie auch die Kennzeichen Ihrer Familie, die bewundert und gelobt werden, wie die Besonderheit grüner Augen oder von Naturlocken.

Adoptivfamilien und Nahrungsängste

Die Menschen, mit denen man primär aufgewachsen ist, ob man adoptiert wurde oder oft bei anderen aß, spielen für die Entwicklung der eigenen Essgewohnheiten eine bedeutende Rolle. Sie gewöhnten ihre Zöglinge an eine bestimmte Kost und vermittelten ihnen spezielle Botschaften in Bezug auf Essen. Lindas Adoptivmutter bietet ein treffendes Beispiel, auf welche Weise unterschwellige achtlose Essweisen weitergegeben werden. Obwohl sie Linda nicht dazu anhielt, Diät zu halten, schränkte sie ihre eigene Nahrungszufuhr ständig ein. Sie aß nie die aufwändigen Gerichte, die sie für ihre Familien zubereitete. Linda beobachtete die Essgewohnheiten ihrer Adoptivmutter und verinnerlichte sie unbewusst. Sie würde nichts essen, was ihre »Mutter« mied, weil es »zu viel Fett« enthielt. Unterschätzen Sie also nie die Bedeutung Ihrer Umgebung und Ihrer Vorbilder.

Trainingsempfehlung:
Angelernte Essgewohnheiten erkennen

Schreiben Sie auf, was in Ihrer Familie zu einer »typischen Mahlzeit« gehörte. Wie oft am Tag wurde gegessen, und was nahm man gewöhnlich zu sich, auch zwischendurch? Welche Botschaften über Ihren Körper, über Lebensmittel und darüber, wie man isst, wurden Ihnen als Kind und Heranwachsende/r vermittelt? Wie beeinflussen diese Botschaften Sie noch heute? Welche Esskultur wollen Sie in Ihrer eigenen Familie, Ihrem Haushalt oder Ihrer Lebensumgebung pflegen?

36 Umgang mit achtlosen Essfallen

Es ist wahrscheinlich, dass achtloses Essen immer wieder an bestimmten Orten auftritt. Um das Leben zu vereinfachen, nutzt unser Gehirn so viele Abkürzungen, wie es kann. Wenn wir zum Beispiel Unterwäsche brauchen, geht unsere Hand automatisch zur Schublade, in der sich die Unterwäsche befindet. Wenn wir unsere Schubladen umräumen und unsere Unterwäsche an einem anderen Ort aufbewahren, wird unsere Hand immer noch dazu neigen, automatisch zur alten Schublade zu greifen, bis sich unser Gehirn die neue Verknüpfung eingeprägt hat. Wir stellen zwischen verschiedenen Ereignissen Verbindungen her und müssen hart daran arbeiten, wenn wir diese aufbrechen und sie durch neue ersetzen wollen.

Wenn Sie gewöhnlich an bestimmten Orten achtlos essen, wird sich Ihr Gehirn das wahrscheinlich unbewusst einprägen und dann aus Gewohnheit entsprechend handeln. Essen Sie nie und unter keinen Umständen vor dem Fernseher, dem Computerbildschirm, beim Autofahren oder Telefonieren. Das sind die bekanntesten Orte für achtloses Essen.

Jessicas wunde Stelle war ihre Küche. Um diese in den Griff zu bekommen, schuf sie in ihrer Wohnung einen Zufluchtsort für achtsames Essen. Dieser war weit weg von Kühlschrank, Telefon, Fernseher und anderen Ablenkungen. Vor dem Essen stellte sie alles, was sie essen wollte, in den gewünschten Portionen auf den Tisch, so dass sie nicht mehr in die Küche musste. Sie lernte zwischen jedem Bissen zu atmen und sich zu entspannen und sich während des Essvorgangs zu beobachten. Das verlangsamte ihr Tempo hinreichend, so dass sie ihre Mahlzeiten auf achtsame Weise genießen konnte.

Cafeterien oder ähnliche Orte fördern unkontrolliertes, unbewusstes Essen. Die unstrukturierte Nahrungsfülle verführt zu automatischem, achtlosem Essen. Statt zu wählen, was einem gefällt, entscheidet man eher auf der Grundlage von Gedanken wie »mein Geld muss sich auszahlen« oder »ich möchte alles ausprobieren«. Für Menschen, die dazu neigen, zu viel zu essen, sind Buffets ein überwältigendes Meer an Angeboten. Diejenigen, die achtlos zu wenig essen, finden Buffets ebenso schwierig. Ihre Strategie besteht darin, nur bekannte Nahrungsmittel zu sich zu nehmen, statt Neues auszuprobieren. Für alle, die zu wenig, zu viel oder chaotisch essen, übersteigt die Furcht, die ein zu großes Essensangebot auslöst, jedes Vergnügen, das ein Buffet bieten kann. Es ist weise, sie so lange zu meiden, bis Sie achtsames Essen gut beherrschen.

Trainingsempfehlung:
Die Köder für achtloses Essen ausmachen

Lernen Sie, welche Situationen Sie tendenziell dazu verleiten, unüberlegt zu essen. Bestimmen Sie die Orte, an denen Sie am ehesten achtlos essen. In der Küche, in Ihrem Stammcafé, an Ihrem Schreibtisch? Versuchen Sie sich in Ihrer Umgebung einen Platz zu schaffen, der achtsames Essen fördert. Räumen Sie alles Überflüssige aus dem Weg, das Sie während des Essens ablenken könnte. Gegenstände wie Telefone oder Uhren, die Sie davon abhalten, achtsam zu sein, sollten Sie woandershin bringen. Wählen Sie diesen Platz so, dass er von der Küche (oder dem Kühlschrank) abgewandt ist. Stellen Sie die Lebensmittel, die Sie brauchen, vor dem Essen auf den Tisch, so dass Sie nicht mehr aufstehen müssen. Oder schaffen Sie einen neuen Raum. Richten Sie ihn so her, dass er eine ruhige, friedliche Atmosphäre hat, die Sie in eine achtsame Verfassung versetzt. Zünden Sie ein Räucherstäbchen an, wenn Sie mögen, oder verändern die Beleuchtung. Legen Sie ein hübsches Tischtuch auf und stellen Blumen auf den Tisch. Spielen Sie sanfte Musik. Hängen Sie in Ihrer Gefahrenzone ein Schild mit der Aufschrift »iss achtsam« auf, damit Sie immer wieder an Ihre achtsame Gesinnung erinnert werden.

37 Freude tanken

Langeweile und/oder ein Gefühl der Leere sind leider sehr häufig der Grund, warum Menschen essen, obwohl sie gar keinen Hunger haben. Durch den Essvorgang selbst oder das andauernde Denken an Essen ist man für eine gewisse Zeit beschäftigt, und es kann einem sogar zweckmäßig erscheinen. Die Leere des Alleinseins kann sich so schmerzhaft anfühlen wie ein leerer Magen. Wenn Sie einen beträchtlichen Teil des Tages über Essen sinnieren, wollen Sie vielleicht erwägen, Ihre Energie auf etwas anderes zu richten. Achten Sie auf Tätigkeiten, die für Sie ebenso befriedigend sein können wie Essen, und nähren Sie auch Ihre Seele.

Trainingsempfehlung: Langeweile vorbeugen

Listen Sie die Dinge auf, die Sie davon abhalten könnten, etwas zu essen oder an Essen zu denken. Denken Sie daran: »Ein großzügiges Herz, freundliche Worte und der mitfühlende Einsatz für andere sind erneuernde Kräfte.« Seien Sie auf aktive Weise gewahr, wach und in Bewegung. Bewahren Sie bei allen Tätigkeiten Ihre Achtsamkeit: beim Einkaufen, beim Lesen, beim Telefonieren, beim Sport, wenn Sie Ihren Hobbys nachgehen oder wenn Sie müde sind. Führen Sie darüber Tagebuch. Richten Sie Ihre Gedanken darauf, anderer Menschen gewahr zu sein. Bei weitem die beste Art, sein Herz und seinen Geist wieder »aufzutanken«, ist Zeit mit lieben Freunden zu verbringen. Was immer Sie tun, nähren Sie Ihren Geist durch eine aktive Beteiligung an der Welt.

38 Achtsam unvollkommen

Julie dachte nicht, dass Essen für sie ein Thema war oder sie damit Probleme hatte. Sie war eine Perfektionistin, und an der Oberfläche schien in ihrem Leben alles perfekt zu sein. Außer, dass es das nicht war. In der Schule hatte sie Spitzennoten, sie fand einen ausgezeichneten Job und genoss die Bewunderung von Ebenbürtigen. Aber mit ihrem Körper war sie ständig unzufrieden und erging sich in andauernder Selbstkritik. Damit verseuchte sie ihre Gedanken und verhinderte, dass sie all das schätzen konnte, was sie schon erreicht hatte.

Wenig von sich zu halten ist eine weit verbreitete Ursache für achtloses Essen. Ein schlechtes Selbstbild beginnt gewöhnlich früh im Leben und wird durch eine Reihe von Lebenserfahrungen begünstigt. Etwas »perfekt« zu tun führt oft zu Aufmerksamkeit, Bestätigung und Lob. Ob man nur Einsen oder einen durchtrainierten Körper hat, wer einen sehr hohen Standard erreicht, erntet Lob und wird beneidet. Das kann die Illusion erzeugen, dass alles wunderbar ist. Aber wenn man versucht mit seinem Körper unrealistisch hohe Maßstäbe zu erfüllen, mag man seines Leben nicht mehr froh werden und glauben, dass man »versagt«, ganz gleich, was man sonst alles erreicht.

Wenn Sie hinter Ihre zwanghafte Sorge um Ihr Aussehen schauen, entdecken Sie vielleicht die Angst, Sie seien nicht »gut«, »attraktiv« oder »interessant« genug, um die Aufmerksamkeit anderer zu wecken oder deren Anerkennung zu erhalten. Oder Sie entdecken, dass Sie andere auf keinen Fall in Ihr Leben lassen wollen. Hinter einer »perfekten« Erscheinung kann man sich gut verstecken. Ein toller Körper gehört zur Vorstellung »alles auf die Reihe zu kriegen« dazu. Perfektionismus in irgendeinem Bereich des Lebens verstärkt häufig den Wunsch, einen »vollkommenen« Körper zu haben. Aber das Bedürfnis nach Perfektion ist häufig eine Falle, die einen daran hindert, sein Leben zu genießen und auf das stolz zu sein, was man bereits erreicht hat.

Trainingsempfehlung: Nach achtsamer Unvollkommenheit streben

Sind Sie ein/e Perfektionist/in? Ertappen Sie sich dabei, dass Sie zu sich oder anderen Dinge sagen wie »ich bin nicht gut genug« oder »man wird mich nicht mögen, wenn ich Fehler mache« oder »ich muss der/die Beste sein«? Denken Sie darüber nach, woher so unrealistische Erwartungen an sich selbst kommen. Drängten Ihre Eltern Sie dazu, erfolgreich zu sein, oder ist das Bedürfnis, immer den ersten Platz zu ergattern, selbstverschuldet? Brauchen Sie das Lob anderer, um mit sich selbst zufrieden zu sein?

1. Wenn Sie diese Fragen mit ja beantwortet haben, denken Sie darüber nach, welchen »Preis« Perfektionismus hat, besonders in Bezug auf Ihre Gesundheit, und wie aufreibend sich Stress auf Ihr emotionales Wohlbefinden auswirkt. Was kostet es Sie, wenn Sie Ihr Bestes geben, und welche Vorteile hat es? Lernen Sie die Kosten und Vorteile gegeneinander abzuwägen und stellen das Ergebnis dem Streben nach unerreichbarer Vollkommenheit gegenüber.

2. Listen Sie Ihre Erwartungen und Ziele auf. Prüfen Sie, wie »realistisch« jede/s ist.

3. Machen Sie absichtlich etwas unvollkommen, wo es nicht so wichtig ist, und schauen Sie, was passiert.

4. Achten Sie auf die Prozesse statt auf die Ergebnisse.

5. Wenn Sie das Gefühl haben, »Mist gebaut zu haben«, oder sich an diesem Tag mit dem Essen schwergetan haben, denken Sie an den größeren Rahmen Ihres Lebens. Machen Sie eine Liste von Ihren positiven Eigenschaften und dem, was Sie alles erreicht haben (ein Studium abgeschlossen, Ihr Talent zum Schreiben, zwei Babys versorgen usw.). Das mag sich wie eine simple, banale Übung anhören, aber manchmal – wenn man Versagensgefühle hat – kann eine deutliche Erinnerung nötig sein, die einem versichert, dass man in Ordnung ist und viel im Leben erreicht hat.

Wenn Ihre Liste fertig ist, hängen Sie sie an einem sichtbaren Ort auf, damit Sie sie sehen können, wenn Sie sie brauchen. Wenn man traurig oder niedergeschlagen ist, suhlt man sich leichter im Negativen, als dass man sich an das Positive erinnert. Wenn Sie Ihre positiven Seiten selbst nicht sehen können, machen Sie die Liste mit einer Freundin. Oder jede macht eine für die andere. Geben Sie Ihrer Freundin eine Kopie, und rufen Sie sie an, wenn Sie eine Erinnerung von außen brauchen. Jemand, der Sie an Ihre Stärken erinnert, sollte von Ihnen als wertvoller Freund gehütet werden.

Teil IV

Achtsamkeit auf Gedanken

Gedanken treten als Worte in Erscheinung; Worte gebären Taten; Taten werden zu Gewohnheiten; und Gewohnheiten verfestigen sich zum Charakter. Hüte also sorgfältig die Gedanken und ihre Wege und lasse sie der Liebe entspringen, die aus der Sorge um das Wohl aller Wesen geboren ist.

Der Buddha

39 Achtloses Denken verändern

Achtloses Denken ist, als ob man in einen Zerrspiegel schaut. Wegen eines Fehlers im Glas kann der Spiegel nicht das tatsächliche Bild reflektieren. Er ist auf eine Weise gekrümmt, die es unmöglich macht zu erkennen, wie wir wirklich aussehen. Menschen mit Essproblemen plagen verzerrte Denkmuster, die den Zerrbildern in Vexierspiegeln sehr ähneln. Die Funktionsweise von achtlosem Denken macht es unmöglich, Situationen weise zu beurteilen, und es beeinflusst unbewusst die Essgewohnheiten. Das Erkennen solch verdrehter Gedanken im Moment ihres Auftretens ist der erste Schritt, um ihnen ihre Macht zu nehmen.

Achtlose Esser neigen dazu, in extremen Denkmustern festzustecken. Das ist so ähnlich, wie wenn ein Wagen im Schlamm festsitzt. Je mehr sich das Rad in die gleiche Richtung dreht, desto tiefer sinkt der Wagen. Genau betrachtet ist die Logik von achtlosen Essern oft durch verzerrte Wahrnehmung beeinflusst, die sich ständig wiederholt. Im Gegensatz dazu sind die Gedanken derjenigen, die dem Mittleren Weg folgen, maßvoll und vernünftig, im Augenblick, beobachtend, ohne Bewertung und annehmend.

Die folgenden Abschnitte beschreiben neun Arten achtlosen Denkens. Sie beschreiben auch, wie der Mittlere Weg mit diesen Schwierigkeiten umgehen würde.

1. Extremes Denken: Es besteht aus Entweder-oder-Gedanken. Hier gibt es keinen Raum für eine Mitte oder Grauzone.
Beispiele: »Ich bin entweder vollkommen oder ein/e Versager/in«, »ich bin entweder schön oder hässlich«. Der Mittlere Weg würde sagen: »Ich mag zwar nicht mit jedem Aspekt meines Körpers glücklich sein, aber ich bin nicht hässlich. Es gibt vieles an meinem Körper und an mir, das ich mag. Und manches mag ich eben nicht.«

2. Schlimmstes Fall-Szenario: Das ist die Gewohnheit, die möglichen Folgen einer Situation übermäßig zu verallgemeinern.
Beispiel: »Wenn ich diesen Keks esse, werde ich zehn Pfund zunehmen und niemand wird je wieder mit mir gehen wollen.« Der Mittlere Weg würde sagen: »Ich werde nicht zunehmen, wenn ich diesen Keks esse. Ich versuche mäßig zu essen, um besser mit mir umzugehen. Menschen mögen mich nicht nur wegen meines Aussehens.«

3. Tatsachen übertreiben: Das sind pauschale Äußerungen, die eine einzelne Aussage auf viele Situationen anwenden.

Beispiel: »Dicksein bedeutet Faulsein.« Der Mittlere Weg würde sagen: »Übergewichtig zu sein sagt nichts über meine Energie oder meine Persönlichkeit aus. Das ist ein urteilender, achtloser Gedanke.«

4. Aus einer Mücke einen Elefanten machen: Diese Denkgewohnheit bläht die Wichtigkeit einer Sache zu gigantischen Ausmaßen auf.
Beispiel: »Wenn ich wieder abführe, wird mein Leben für immer ruiniert sein.« Der Mittlere Weg würde sagen: »Ich mag es nicht, wenn ich Essen abführe. Das ist für meinen Körper sehr anstrengend, und ich fühle mich danach schlecht.«

5. Abrakadabra-Gedanken: Diese bestehen aus abergläubischen Ansichten, denen besondere Kräfte innewohnen sollen.
Beispiel: »Wenn ich am Tag anderthalb Kilometer laufe, nehme ich nicht zu.« Der Mittlere Weg würde sagen: »Wie viel ich zunehme, hängt von vielen verschiedenen Faktoren ab. Ich treibe Sport, um gesund zu bleiben.«

6. Scheuklappen aufsetzen: Das ist der Fall, wenn Sie wichtige Informationen ignorieren.
Beispiel: »Ich sehe keine Anzeichen von körperlichen Problemen. Mein Arzt muss also Unrecht haben. Die Art, wie ich esse, schadet mir nicht.« Der Mittlere Weg würde sagen: »Ich

weiß, dass achtloses Essen für meinen Körper nicht gut ist. Obwohl es mir unangenehm war, als mein Arzt mich darauf hinwies, erkenne ich die Auswirkungen an, die ungesundes Essverhalten auf lange Sicht haben kann, und ich bin mir der Folgen bewusst.«

7. Übertreiben: Das sind Gedanken, die die eigene Wichtigkeit oder die Bedeutung einer Situation aufblähen.
Beispiel: »Jeder schaut auf meinen Körper. Alle lachen über mich.« Der Mittlere Weg würde sagen: »Ich übertreibe. Ich fühle mich im Moment ziemlich verletzlich. Ein Blick ist einfach ein Blick.«

8. Willkürliche Theorien: Das sind persönliche, aus falschem Denken entwickelte Theorien.
Beispiel: »Wenn ich mein Essen abführe, fühle ich mich erleichtert. Wenn ich also weiter abführe, werde ich nie mehr bekümmert sein.« Der Mittlere Weg würde sagen: »Neben Abführen gibt es viele Dinge, die mir helfen, mich zu entspannen. Das ist nicht der einzige Weg.«

9. Haltlose Gedanken: Das sind Annahmen, von denen man ausgeht, ohne dass es konkrete Belege für ihre Richtigkeit gibt.
Beispiel: »Schlanke Menschen mit einem durchtrainierten Körper werden immer gemocht.« Der Mittlere Weg würde

sagen: »Ich hätte gern, dass das stimmen würde, denn es gäbe mir das Gefühl die Fäden mehr in der Hand zu haben. Allerdings weiß ich, dass ich nicht jeden mag, der schlank ist und viel Sport treibt. Deshalb kann das nicht stimmen.«

Trainingsempfehlung: Achtloses Denken beobachten und heilen

Finden Sie heraus, welche Arten achtlosen Denkens bei Ihnen häufig vorkommen. Wenn Sie sich dabei ertappen, dass Sie in einer dieser Weisen denken, sagen Sie sich: »Das ist ein Beispiel für ›extremes Denken‹ oder für ______________________________ (setzen Sie selbst ein) und beeinflusst meine Essenswahl.« Dann fragen Sie sich: »Wie würde dieser Gedanke lauten, wenn ich dem Mittleren Weg folgen würde?«

40 Unparteiische Gedanken

Sie mögen überrascht sein zu hören, dass wir große Teile unseres Essverhaltens mit einem Etikett versehen und in eine Kategorie einordnen. Negative Etiketten, mit denen man sich selbst bestraft, sind offensichtlich schädlich. Allerdings sind positive Aussagen wie »ich esse richtig« oder »ich bin ein guter Mensch, weil ich Kartoffelchips widerstehen kann« ebenso unzuträglich. Jedes Wort, bei dem eine positive oder kritische Bewertung mitschwingt, lenkt davon ab, bloß auf die Erfahrung zu achten. Positive und negative Worte verstärken oder bestrafen, was die Wahrscheinlichkeit, dass dieses Verhalten wieder auftritt, erhöhen oder verringern kann.

Einer Handvoll Kartoffelchips standzuhalten kann ein Beispiel achtsamen oder achtlosen Essens sein. Das hängt von verschiedenen Faktoren ab, wie ob man Hunger hatte oder ob es Teil eines Essanfalls war. Offenkundig kann dasselbe Nahrungsmittel einmal als »gut« angesehen werden und ein andermal als »schlecht«. Der Schlüssel zu achtsamem Essen liegt darin, richtig einzuschätzen, ob Sie das, was Sie essen wollen, ohne zu urteilen, in diesem Augenblick brauchen (oder möchten).

Essen, das nicht als »gut« oder »schlecht« bewertet wird, ist »neutral« und entgeht deshalb gewöhnlich unserer Aufmerksamkeit. Obst und Gemüse gehören meistens zu den neutralen Nahrungsmitteln. So erzeugt das Essen eines Apfels in der Regel keine oder nur wenige Gefühle. Wenn Sie einen Apfel achtsam essen, sind Sie in Gedanken wahrscheinlich mehr bei seiner Saftigkeit, seiner Knackigkeit und seiner Säure als bei Ihren Gefühlen. Solch »neutrale« Esserfahrungen zeigen deutlich, dass man auch essen kann, ohne sich dafür zu schämen oder schuldig zu fühlen.

Trainingsempfehlung: Unparteiisch an Essen denken

Denken Sie darüber nach, welche Nahrungsmittel gewöhnlich Ihrer Aufmerksamkeit entgehen, wenn Sie sie essen. Wenn Sie sich gewahr werden, auf welche Weise Sie Lebensmittel in »gut«, »schlecht« und »neutral« einteilen, wird Ihnen deutlich, dass Ihre Urteile über Lebensmittel eng mit Ihren Gefühlen verwoben sind. Seien Sie bestrebt in einer wertfreien, unparteiischen Weise an Essen zu denken.

41 Achtsam seine Vorstellungskraft einsetzen

Wenn man irgendein Verhalten verändern will, ist es entscheidend, sich einen erfolgreichen Ausgang vorstellen zu können. Oft verfängt man sich unbewusst in Erwartungen und fixiert sich auf den Misserfolg. Nach dem psychologischen Prinzip der »sich selbst erfüllenden Prophezeiung« lässt Ihr Verhalten Sie unbewusst genau den Weg einschlagen, der zu Ihren Erwartungen führt. Wenn Sie davon ausgehen zu versagen, werden Sie unbewusst so handeln, dass ein Fehlschlag wahrscheinlicher wird. Das Gegenteil ist ebenso wahr. Wenn Sie erwarten erfolgreich zu sein, verhilft Ihnen diese Vorstellung zum Erfolg.

Wenn Sie Ihre Vorstellungskraft einsetzen, können Sie von Ihrer Erfahrung einen Schritt zurücktreten und sich ein gesundes, wünschenswertes Ergebnis ausmalen. In den Worten des Buddhas: »Diejenigen können es, die denken, sie tun es.« Diese Fertigkeit wiegt so viel wie die Kraft positiven Denkens.

**Trainingsempfehlung:
Im Innern eine schwierige Situation durchspielen**

Wählen Sie ein Beispiel achtlosen Essens, das Ihnen immer wieder Probleme macht. Essengehen ist ein solches Beispiel. Oft geht man davon aus, dass es misslingt, was sowohl bedauerlich als auch unnötig ist. Unsere Vorstellungskraft kann uns helfen, die schwierigen Gefühle vorwegzunehmen und darüber hinaus die Faktoren zu bestimmen, die unsere Achtsamkeit gefährden.

Atmen Sie langsam und tief ein und aus. Schließen Sie Ihre Augen und atmen weiter mit dem Zwerchfell. Stellen Sie sich vor, Sie gehen in Ihr italienisches Lieblingsrestaurant. Gleich beim Betreten ziehen Ihnen die köstlichen Düfte von Knoblauch und Gewürzen in die Nase. Atmen Sie sie ein und aus. Konzentrieren Sie sich auf Ihre Atmung und Ihre Sinne. Entspannen Sie sich. Schauen Sie sich im Restaurant um. Stellen Sie sich vor, sich an einen Tisch zu setzen. Das Tischtuch ist rot-weiß-kariert. In einer leeren Weinflasche steckt eine lange rote Kerze. Sie brennt. Schauen Sie der Flamme beim Flackern zu. Im Hintergrund hören Sie gedämpft italienische Musik. Konzentrieren Sie sich darauf, wie Sie sich fühlen. Seien Sie mit allen Sinnen verbunden.

Die Bedienung kommt an Ihren Tisch und gibt Ihnen die Speisekarte. Achten Sie darauf, was Sie beim Öffnen der Karte fühlen. Was für Gefühle tauchen auf? Benennen Sie sie für sich. Ihre Augen suchen die Karte nach etwas ab, das Sie anlockt. Welche Gedanken gehen Ihnen dabei durch den Kopf? Geben Sie ihnen bloß das Etikett »Gedanken«. Welche Gefühle strömen durch Ihr Bewusstsein? Fühlen Sie sich von der Auswahl überwältigt oder schuldig, weil Sie etwas Bestimmtes essen wollen? Konzentrieren Sie sich auf Ihre Gefühle und Ihren Atem.

Nun stellen Sie sich vor, dass das bestellte Gericht gebracht wird. Betrachten Sie es genau. Beschreiben Sie, wie es riecht, seine Beschaffenheit und wie es schmeckt. Wie fühlt es sich im Mund an, auf Ihrer Zunge, an Ihren Zähnen, Lippen, wenn es Ihre Speiseröhre hinunterrutscht? Stellen Sie sich vor, wie Sie dieses Gericht essen, während Sie alle Achtsamkeitsfertigkeiten einsetzen: beobachten, annehmen, wertfrei sein und gewahr, ob Sie an irgendeinem Versagensgedanken festhalten. Wie fühlt es sich in Ihrem Körper an? Bleiben Sie bei jeder Empfindung, die in Ihnen auftaucht. Benennen Sie diese Empfindungen.

42 Achtsamer Realismus

Achtsamkeit ermuntert Sie das zu essen, was für Sie und Ihr Leben funktioniert, statt dem, was Sie für »gut« und »richtig« *halten*. Achtsamkeit will kein bestimmtes Ergebnis erzielen, und sie erfordert keine spezielle Veränderung. Das ist jedoch der Fall, wenn man sich willkürlich eine Zahl als Gewichtsziel herausgreift. Achtsamkeit hingegen gibt eigentlich nichts vor, das man müsste oder nicht sollte, weil so etwas immer auf Urteil und Bewertung hinausläuft. Misstrauen Sie also Schlankheitskuren, die behaupten, der »einzige« Weg zum Abnehmen zu sein. Es gibt viele Strategien, um Ihre Essgewohnheiten zu beeinflussen. Ernährungsmythen und Modediäten verkünden alle zu wissen, was »richtig« ist, doch widersprechen sie sich leider auch alle. Ebenso passiert es leicht, dass man mehr über das zukünftige Ergebnis von achtsamem Essen nachdenkt als darüber, was einem helfen würde, achtsamer zu essen. Wenn Sie viel Zeit damit zubringen, über Ihr »Idealgewicht« zu phantasieren, fragen Sie sich, ob Sie mit den dramatischen Veränderungen, über die Sie sinnieren, umgehen könnten oder welche Schritte Sie unternehmen müssten, um Ihr Ziel zu erreichen. Ist es ein Gewichtsverlust von zehn Pfund wert, dass Sie sich täglich ärgern, Ihren Lebensstil einschränken müssen und Ihren Körper stressen?

Jede Strategie, die Ihnen hilft, achtsam zu essen, vorausgesetzt sie ist nährend und realistisch, kann angewandt werden. Wenn man Ernährungsweisen und Nahrungsmittel wählt, die man nicht mag oder die mit dem eigenen Lebensstil nicht vereinbar sind, werden sie schlichtweg nicht funktionieren. Der Schlüssel liegt darin, sich gut zu kennen. Das hilft Ihnen herauszufinden, was machbar, sicher und pragmatisch ist.

Stacy hatte zum Beispiel mehr als zehn Jahre mit problematischem Essverhalten zu tun. Sie bekam öfter Essanfälle, bei denen sie sich dann stundenlang mit Junkfood vollstopfte. Meistens aß sie aus Langeweile und Einsamkeit. Obwohl sie schon viele Diäten und Therapieversuche hinter sich hatte, war sie unfähig die Küche zu verlassen, sobald sie einmal zu essen angefangen hatte. Eines Tages saß ihr Hund Mickey, ihr langjähriger Gefährte, während einer solchen Essattacke neben ihren Füßen und schaute zu ihr hoch. Laut Stacy sagte der Blick in Mickeys Augen zu ihr: »Warum tust du dir das an? Ich bin um dein Wohl besorgt und möchte nicht mit ansehen, wie du so etwas mit dir machst.« An diesem Punkt legte Stacy das Essen weg, verließ die Küche und ging mit Mickey spazieren. Während dieses Spaziergangs konzentrierte sie sich auf das friedliche Gefühl, das sie plötzlich spürte, und sann darüber nach. Seither ging sie immer mit Mickey eine Runde spazieren, wenn sie den Drang verspürte, über Essen herzufallen. In keinem Abnehmbuch wird man die Methode des »Hundeausführens« finden, um sein Essverhalten in den Griff zu bekommen. Trotzdem funktionierte es für Stacy, ihren Hund auszuführen.

Achtsames Verhalten zeigt sich daran, dass man sich weniger auf Ziele und kritische »ich müsste« und »ich sollte nicht« konzentriert als darauf, was tatsächlich funktioniert.

Trainingsempfehlung: Ihre persönlichen Essmythen

1. Machen Sie sich eine Liste Ihrer Essmythen. Das sind Verhaltensweisen, nach denen Sie meinen handeln zu »müssen«. Ein Essmythos ist zum Beispiel, dass alle Süßigkeiten »schlecht« und grundsätzlich zu meiden sind. Nachdem Sie Ihre »Richtig«- und »Falsch«-Essmythen aufgeschrieben haben, verwandeln Sie sie in achtsame Haltungen, die realistisch sind und voraussichtlich funktionieren. Eine realistischere Einstellung in diesem Beispiel könnte sein, dass es ungesund ist, *zu viele* Süßigkeiten zu essen, aber dass man gelegentlich eine mäßige Portion Dessert zu sich nehmen kann. Das ist realistischer, pragmatischer und machbarer.

2. Es ist wichtig, dass Sie sich wegen Ihrer Essmythen mit einem Ernährungsexperten beraten. Wenn Sie sich in achtloses Essen verstrickt haben, ist es schwer zu entscheiden, ob Ihr Wissen über Ernährung stimmt oder verzerrt ist.

Eine Frau hatte ziemliche Schuldgefühle, weil sie eine kleine Schüssel Karotten gegessen hatte. Für sie war das übermäßiges Essen. Obwohl Karotten ein gesundes Gemüse sind, hielt sie »eine kleine Schüssel voll« irgendeines Essens für falsch. Ihr Geist war nicht mehr in der Lage, ihr Verhalten auf realistische Weise zu beurteilen.

3. Es mag ebenso nötig sein, eine zweite Meinung einzuholen, weil wir alle mit Fehlinformationen über Ernährung überflutet sind. Zum Beispiel ist der Glaube weit verbreitet, dass Fette grundsätzlich schlecht sind. Aber manche Fettarten müssen in der Nahrung enthalten sein, damit wir gesund bleiben. Fette sind für einige lebensnotwendige Körperfunktionen erforderlich, wie Schutz der inneren Organe, Hormonbildung, Energielieferung, Transport von Vitaminen und Bildung von Teilen des Gehirns und Nervensystems, um nur einige Beispiele zu nennen.

43 Achtsame Veränderung

Bei Achtsamkeit geht es nicht um den Versuch, sich zu verändern. Doch indem wir mehr mit uns in Verbindung kommen, werden sich positive Veränderungen ganz natürlich einstellen. Diese werden mit den emotionalen und physischen Bedürfnissen unseres Körpers im Einklang sein. Wenn wir verstehen, wie unser Körper auf unsere Art, ihn zu ernähren, reagiert und damit in Verbindung sind, wird sich unser Essverhalten auf ganz natürliche Weise verändern. Stellen Sie Ihre Ernährung allerdings nicht drastisch um. Schon kleine Schritte in die richtige Richtung machen mit der Zeit einen beträchtlichen Unterschied. Es kann eine große Auswirkung auf das Ganze haben, wenn man nur eine Verhaltensweise verändert.

Achtsamkeit ist eine Denkweise, die sich allmählich ausbildet. Statt zu sagen, eine Aufgabe wurde »gut« oder »mangelhaft« erledigt, denkt man, sie wurde »geschickt« oder »ungeschickt« ausgeführt. Dabei erkennt man individuelle Fähigkeiten an und dass das, was für eine Person richtig sein kann, für eine andere vielleicht unpassend ist. Ebenso ist es entscheidend, sich daran zu erinnern, dass achtsam essen zu lernen ein allmählicher *Prozess* ist. Man kann es mit dem Erwerben verschiedenfarbiger Gürtel beim Erlernen einer Selbstverteidigungssportart vergleichen. Die Fertigkeiten bauen aufeinander auf. Am Anfang trägt man einen weißen Gürtel, und mit der Meisterung von unterschiedlichen Fertigkeitsgraden erwirbt man neue Gürtelfarben. Der schwarze Gürtel ist das Ziel, das Meisterschaft bedeutet. Doch Anfänger arbeiten sich langsam durch die verschiedenen Gürtelfarben, bis sie dieses Ziel erreichen.

Trainingsempfehlung: Achtsamkeitsübung

Achtsamkeit erfordert Geduld und Übung. Es bedarf einer bewussten Bemühung, um sich der Art, wie wir unbewusst mit der Welt Verbindung aufnehmen wollen, gewahr zu sein. Lassen Sie sich mit Ihrer Übung Zeit, hetzen Sie sich nicht. Seien Sie bereits beim Erlernen von Achtsamkeit achtsam. Achtsamkeitstechniken können Sie bei jeder Handlung einsetzen, ganz gleich wie gewöhnlich sie ist.
Öffnen Sie Ihre Augen für Erfahrungen, die Sie bisher nicht bemerkt haben. Suchen Sie sich eine kleine Aufgabe aus, wie den Abwasch, eine oft sehr unbeliebte Arbeit. Verlangsamen Sie Ihr Tempo. Betrachten Sie ihn nicht als nervige lästige Pflicht, sondern als einen Augenblick in Ihrem Leben, den Sie willkommen heißen. Verlieben Sie sich in die alltäglichen Aufgaben des Lebens. Wenn Sie anfangen Achtsamkeitsmethoden zu üben, denken Sie darüber nach, ob Sie das auf förderliche Weise tun. Bestimmen Sie für sich, was »förderlich« zu handeln konkret für Sie bedeutet.

44 Achtsame Mahlzeiten

Achtsamkeit erfordert unsere volle Konzentration. Der Buddha benannte fünf »Hindernisse«, die klares Denken häufig erschweren. Gier, Faulheit, Übelwollen, Besorgtheit und Zweifel stehen achtsamem Gewahrsein im Weg. Diese Zustände vernebeln und verkomplizieren die unverfälschte Aufmerksamkeit. Ein sehr verbreitetes »Hindernis« für geradliniges, friedliches achtsames Essen ist die Widersprüchlichkeit unseres Essverhaltens.

Vicky verfiel zum Beispiel in einen Teufelskreis: Sie ließ das Frühstück aus und überaß sich dann beim Mittagessen. Morgens keine Kalorien zu sich zu nehmen führte einzig dazu, dass sie mittags einen Bärenhunger hatte. Sie traf dann unkluge, unkontrollierte Entscheidungen beim Mittagessen, da sie meinte, sie könnte sich das erlauben, weil sie beim Frühstück so viele Kalorien »gespart« hatte. Letzten Endes nahm sie jedoch mehr Kalorien zu sich, als wenn sie vernünftig gefrühstückt hätte und mittags nur mäßig hungrig gewesen wäre.

Beim Ausbilden von regelmäßigen Essgewohnheiten stabilisiert sich in der Regel das Gewicht oder es sinkt, weil das

Essverhalten neuerdings durchgängig und achtsam ist. Gehen Sie nicht dem Mythos auf den Leim, dass regelmäßiges oder geplantes Essen zu Gewichtszunahme führt. Entwerfen Sie sich einen Speiseplan, der drei Hauptmahlzeiten pro Tag enthält, und zwei kleine Zwischenmahlzeiten mit nicht mehr als drei Stunden Abstand zwischen den Mahlzeiten. Gestalten Sie ihn so, dass er durchführbar, realistisch und gut mit Ihrem Terminplan zu vereinbaren ist. Bauen Sie möglichst viele »achtsame Mahlzeiten« in Ihren Tagesablauf ein.

Trainingsempfehlung: Achtsame Mahlzeiten planen

- Essen Sie mindestens dreimal täglich. Frühstücken Sie, und essen Sie eine Kleinigkeit zwischendurch. Das ist so wichtig, wie Benzin in Ihren Tank zu füllen. Ohne Treibstoff wird Ihr Wagen nicht fahren und Sie auch nicht. Wenn Sie sich etwas in den Mund stecken wollen, aber gar nicht wirklich hungrig sind, trinken Sie kaltes Wasser. Nippen Sie langsam an dem Wasser. Trinken Sie Mineralwasser mit Kohlensäure, um zu spüren, wie die Bläschen auf Ihrer Zunge prickeln. Kaufen Sie Mineralwasser mit Geschmack oder welches, das mit Vitaminen angereichert ist.

- Essen Sie alle drei Stunden je nach Hunger eine Kleinigkeit. Das verhindert, dass Sie über Essen herfallen wollen.

- Vegetarier und Veganer sind gute Vorbilder, da sie bewusst auf ihre Nahrungswahl achten. Sie nehmen eine aktive Veränderung Ihres Essverhaltens vor, die konsequent und fortlaufend ist. Sorgen Sie dafür, dass Sie eine ausgewogene und ausreichende Menge an Proteinen, Vitaminen und Mineralstoffen zu sich nehmen, wenn Sie sich vegetarisch ernähren. Achten Sie auf die Botschaften Ihres Körpers und die Signale, die möglicherweise nach mehr Proteinen, Calcium, anderen Vitaminen oder Mineralstoffen verlangen.

- Wenn Sie kein Vegetarier sind, aber einer zu sein behaupten, fragen Sie sich ehrlich warum. Manchmal verstecken sich Menschen hinter einer vegetarischen Ernährungsweise, um sicher und unbemerkt ihre Kalorienzufuhr zu verringern. Ihre Ablehnung bestimmter Nahrungsmittel wird von anderen dann nicht so sehr in Frage gestellt. Nehmen Sie wahr, welche Gefühle und inneren Reaktionen auftauchen, wenn Sie gefragt werden, warum Sie sich entschieden haben, vegetarisch oder vegan zu leben. Verstecken Sie sich nicht hinter der Wahl dieses Lebensstils.

- Machen Sie sich bewusst, ob Sie sich auf Kaffee, Tee oder koffeinhaltige Getränke verlassen, um durch den Tag zu kommen. Achten Sie auf Ihr Energieniveau. Denken Sie darüber nach, ob Sie Koffein als Essensersatz benutzen. Setzen Sie sich zum Ziel, genügend Energie durch Ihre Ernährung zu bekommen.

- Alle brauchen Vitamine, und man holt sie sich am besten direkt aus der Nahrung. Essen bereitet den Körper darauf vor, damit er die Vitamine auf bestmögliche Weise nutzen kann. Wenn wir als Reaktion auf Essen Speichel absondern, ist das ein Zeichen dafür, dass das Gehirn weiß, was kommen wird, und durch unseren Körper Signale versendet. Unser Gehirn reagiert nicht auf die gleiche Weise auf Vitamintabletten. Vollwertige Nahrungsmittel zu essen ist achtsamer als Vitaminpillen zu schlucken, weil so der ganze Körper in die Erfahrung einbezogen wird.

- Planen Sie die Mahlzeiten für Ihren Tag. Tun Sie so, als wenn Sie für jemand anderen etwas zubereiten würden.

- Wenn Sie wirklich Hunger haben, essen Sie etwas Warmes. Warmes Essen sättigt oft besser und regt mehr innere Empfindungen an als kaltes Essen.

- Meiden Sie Häppchen oder alles, von dem man einfach naschen kann. Man isst dabei leicht zu viel oder kann nicht mehr aufhören, weil die Menge schlecht einzuschätzen ist.

- Wenn Sie Probleme mit Essanfällen oder Überessen haben, kaufen Sie nicht die Lebensmittel, die Sie dazu verleiten, zumindest am Anfang nicht. Halten Sie Ihr Zuhause und Ihren Arbeitsplatz von Ihren Lieblingsversuchungen frei. Wenn Sie achtsamer geworden sind und Ihr Essverhalten besser im Griff haben, sollte die Anwesenheit von verführerischen Lebensmitteln kein Problem mehr sein. Machen Sie es sich jedoch am Anfang so leicht wie möglich. Wenn Sie einen Essanfall bekommen und das begehrte Nahrungsmittel vorrätig ist, *verlassen Sie* zumindest für zehn oder zwanzig Minuten *den Raum*. Gehen Sie ihm aus dem Weg.

- Lassen Sie sich von Ernährungsspezialisten über die Grundnahrungsgruppen (Proteine, Milchprodukte, Obst, Gemüse und Getreide) beraten. Das wird Ihnen helfen zu verstehen, wie ein »gesunder« Ernährungsplan für Sie aussehen kann. Besorgen Sie sich zutreffende Informationen. Verlassen Sie sich nicht auf das, was Sie in Zeitschriften lesen, die »in« sind.

- Vermeiden Sie Drogen und Alkohol. Sie erhöhen die Anfälligkeit für achtloses Essen. Alkohol enthält eine Unmenge an Kalorien und schwächt die Fähigkeit, die eigenen Körperempfindungen zu beschreiben und zu beobachten. Alkohol und Drogen verzerren beide die für achtsames Essen erforderliche Genauigkeit, Klarheit und Reinheit des Empfindungsvermögens.

- Meiden Sie Koffein. Er ist ebenso sehr eine Droge wie Alkohol. Zu viel Koffein kann die Wahrnehmung und die Fähigkeit zu klarem Denken einschränken.

45 Dabeibleiben und weitermachen

»Sieben Mal fallen und acht Mal aufstehen« ist eine buddhistische Redewendung über Unverwüstlichkeit, Ausdauer und die Fähigkeit, rasch wieder auf die Beine zu kommen. Wenn man Biografien von erfolgreichen Millionären liest, ähneln sich ihre Geschichten auf bemerkenswerte Weise. Sie alle erlebten eine Reihe von dramatischen Rückschlägen oder »Misserfolgen«. Milton Hershey zum Beispiel, der Gründer von Hershey's Schokolade, ging mehrere Male bankrott, bevor er sein Glück machte. Was so erfolgreiche Leute von anderen abhebt und schließlich zu ihrem Erfolg führte, ist ihre Fähigkeit, Verluste anzunehmen, den Schmerz zu spüren, aus der Erfahrung zu lernen und gleich wieder »aufzustehen«. Auf ähnliche Weise erfordert achtsames Essen Übung, und am Anfang mag es nicht immer gelingen. Wenn Sie allerdings weiterhin versuchen achtsam zu essen, wird es irgendwann gelingen.

Wie der Buddha sagte: »Ein Krug füllt sich tropfenweise.« Mit anderen Worten, achtsames Essen ist eine fortlaufende Reise, die eine ungeheure Menge Ausdauer verlangt. Möglicherweise werden Sie ein Leben lang damit beschäftigt sein, Ihre Essgewohnheiten zu heilen. Seien Sie sich auch dessen bewusst, dass es unmöglich ist, einem unbeabsichtigten Essanfall zu entgehen oder gelegentlich in alte Gewohnheiten des Zu-wenig-Essens zu verfallen, ganz gleich wie gut Sie Achtsamkeit beherrschen mögen. Die Donuts auf der Arbeit, die nach Hause bestellte Pizza oder ein Lebensmittel, das Schuldgefühle auslöst, solche Dinge werden Sie zeitweise zu einer unbewussten, zügellosen Geistesverfassung verleiten. Wenn Sie bemerken, was Sie getan haben, verfallen Sie nicht in eine »Oh je, nun habe ich sowieso alles verdorben«-Haltung.

Seien Sie auf einen Test achtlosen Essens »aus heiterem Himmel« gefasst, und betrachten Sie ihn als Herausforderung. Er wird kommen. Wenn keine problematischen Momente auftauchen würden, wäre das eigentlich ein schlechtes Zeichen. Manchmal muss man achtlos essen, um die Verbindung zu achtsamem Essen wiederherzustellen. Achtloses Essen erinnert an die Vorteile kontrollierten, bewussten Essens. Es ist, wie wenn man in ein Schlagloch treten würde. Sagen Sie sich einfach: »Geh weiter.« Betrachten Sie das Ganze, als ob Sie sich auf eine Wanderung mit einem ungefähren, aber nicht näher bestimmten Ziel begeben würden. Wie der Buddha sagte: »Wenn die Richtung stimmt, musst du einfach nur weitergehen.«

Trainingsempfehlung: Mit gelegentlichem achtlosem Essen Frieden schließen

Wenn Ihnen ein »Ausrutscher« passiert, gehen Sie freundlich mit sich um und halten nicht daran fest. Konzentrieren Sie sich nicht auf das Vergangene, auf Bedauern oder Schuld. Ebenso wichtig ist es, den achtlosen Essvorfall nicht wegzuschieben. Das ist Unsinn und geht völlig gegen den Strich von Achtsamkeit. Ihnen ist ein Ausrutscher passiert. Das kommt vor. Akzeptieren Sie es und lassen es los. Sie können diese Erfahrung nutzen, um achtsam jede Empfindung zu betrachten, und von da aus wieder anfangen. Auf Ihrem Weg zu achtsamem Essen werden Sie einige, vielleicht sogar viele Ausrutscher erleben. Stehen Sie einfach wieder auf, wann immer es passiert, und machen weiter.

46 Der innere Essenskritiker

Achtloses Essen kann eine Flut urteilender, böser innerer Stimmen in Gang setzen. Solch wertende Gedanken über das, was Sie vielleicht gegessen haben, sind wie die Kommentare eines Sportreporters während der letzten Sekunden eines Spiels. Statt einfach zu beobachten, was passiert, umschreiben Sportreporter gewöhnlich die Fehler auf abfällige, urteilende Weise. Rückblickend meinen sie zu wissen, wie das »richtige« Spiel hätte verlaufen »müssen«. Kritik kann Ihre Erfahrung und Ihr Vergnügen am Essen kaputt machen.

»Ich kann nicht glauben, dass ich das gegessen habe, ich bin so dick und schrecklich«, ist ein Beispiel für die Strenge und Härte, mit der Menschen mit sich über ihr Verhalten reden. Richten Sie Ihre Aufmerksamkeit nach innen und nehmen wahr, was Sie sich sagen und wie Sie über sich denken. Wenn Sie anfangen sich wirklich zuzuhören, bemerken Sie, wie oft Sie harte, urteilende, falsche Kommentare abgeben. Bewertung kann verletzende Selbsthass-Gedanken auslösen, wie »ich bin so schrecklich, weil ich so viel Junkfood gegessen habe«. Oder: »Dass ich wieder so viel gegessen und danach abgeführt habe, beweist, was für eine willensschwache Person ich bin.« Diese verurteilenden Bemerkungen sind aus unterschiedlichen Gründen schädlich, aber hauptsächlich weil sie verhindern, dass Ihre Sinne die Esserfahrung voll erleben können. Besonders gefährlich werden solche Gedanken, wenn Sie ihnen erlauben, eine leise, ständig wiederkehrende unterschwellige Stimme im Hintergrund zu sein. Seien Sie sich bewusst, was für eine Wirkung unterschwellige Gedanken auf Sie haben können, und lernen Sie sie aufspüren.

Fälschlicherweise wird oft geglaubt, überkritische Urteile helfen achtloses Essen in den Griff zu bekommen und zu begrenzen. Da man meint, nur mit Selbstkritik kann man die Fäden in der Hand behalten, gibt es einen starken Widerwillen, den inneren Essenskritiker außer Kraft zu setzen. Dieser beherrscht es meisterhaft, Scham, Selbsthass, Schuld und Bedauern auf den Plan zu rufen. Doch viel mehr kann er nicht. Ironischerweise sind es genau diese Gefühle, die achtloses Essen hauptsächlich auslösen, statt es zu stoppen.

Trainingsempfehlung: Den inneren Essenskritiker mit Mitgefühl zum Schweigen bringen

Üben Sie sich darin, mit sich auf verständnisvolle, aufbauende Weise zu sprechen. Sanfte, positive innere Stimmen sind für jede Art achtsamen Verhaltens einschließlich Essen wesentlich. Haben Sie Mitgefühl mit sich. Negative verbale Kommentare hemmen Ihre Fähigkeit zu schmecken, zu riechen und das Essen in diesem Augenblick zu genießen. Wenn wir mehr bei unseren kritischen Gedanken sind als bei unserer Esserfahrung, essen wir achtlos. Hören Sie sich wirklich zu, was Sie sich sagen, und achten darauf, wie es das beeinflusst, was Sie essen. Der Buddha sagte: »Lob und Tadel, Gewinn und Verlust, Freude und Leid kommen und gehen wie der Wind. Um glücklich und zufrieden zu sein, musst du trotz dieser Winde wie ein Riesenbaum ruhig dastehen.«

Setzen Sie sich still hin und richten Ihren Geist nach innen. Zentrieren Sie sich. Denken Sie an eine schwierige Begegnung mit Essen, die Sie kürzlich hatten. Wenn Ihr innerer Essenskritiker seine Stimme erhebt, was sagt er? Schreit, flüstert, nörgelt, mahnt er, oder macht er sarkastische Bemerkungen? Lassen Sie die Gedanken aufsteigen, und nehmen Sie sie einfach wahr. Verurteilen Sie sich nicht für die Gedanken, sondern gestehen sich ihren Inhalt und den Tonfall ihrer Stimme ein. Achten Sie auf die negative körperliche und emotionale Wirkung der Worte. Denken Sie darüber nach, wie eine giftige, harte innere Stimme Sie von Ihrer Fähigkeit ablenkt, das zu schmecken und zu genießen, was Sie stärkt.

Wer kann Ihnen helfen, achtsam zu essen?

Achtsames Essen zu beherrschen ist keine leichte Aufgabe. Je schwieriger es ist, seine Essmuster und Geisteshaltung zu verändern, desto wahrscheinlicher ist es, dass man von professioneller Begleitung profitieren würde. Auch wenn Freunde und Familie äußerst unterstützend sein können, kann es manchmal tückisch sein, mit ihnen über seine Gewichtsprobleme zu reden. Oft fällt es ihnen schwer, ihre eigenen Gewichtsängste außen vorzulassen und einem wirklich zuzuhören, wenn man mit ihnen über seine Sorgen und Ängste in Bezug auf sein Gewicht spricht.

Wenn man nicht in der Lage ist, seine Essgewohnheiten allein zu verändern, oder es beim Nachdenken über die darunterliegenden Probleme zu überwältigenden emotionalen Reaktionen kommt, ist es wichtig, sich professionelle Unterstützung zu suchen. Ein Profi kann abschätzen, welche anderen Faktoren einbezogen werden müssen. Das können Psychologen, Psychiater, Ärzte, Krankenschwestern oder Ernährungsexperten sein. Besonders empfehlenswert ist ein Expertenteam. Jeder bringt eine spezielle Ausbildung zu einem Aspekt mit – zu Geist, Körper, Gedanken oder Gefühlen –, was zusammen eine ganzheitliche Behandlung ergibt. Medizinische Hilfe ist deshalb wertvoll, weil einige Menschen Antidepressiva oder andere Medikamente brauchen. Es gibt viele Alternativen, einschließlich stationärer Behandlung für diejenigen, die diesem Thema im Moment alle Aufmerksamkeit widmen wollen.

Wenn die Kalorienzufuhr schwankt, ist das für Geist und Körper schwierig. Es kann sich stark auf die Konzentrationsfähigkeit auswirken. Ein Profi kann Ihnen sagen, wie Sie das wieder ins Lot bringen können. Zusätzliche Unterstützung ist besonders dann nötig, wenn Sie Probleme mit Ihrer emotionalen Befindlichkeit oder Alkohol und/oder Drogen haben. Sie ist auch dann entscheidend, wenn Sie sich mit Selbstmordgedanken tragen, drastisch abgenommen haben, impulsiv handeln oder körperliche Beschwerden auftauchen. Diese Symptome wirken sich wahrscheinlich sehr hemmend auf achtsames Essen aus, weil sie konkurrierende emotionale Ansprüche darstellen.

Im Grunde ist psychologische Beratung ein Weg, um festgefahrene Gedankenmuster aufzubrechen. Sie hilft Ihnen, Ihre Gefühle hinsichtlich Essen zu äußern, Muster zu erkennen und Zusammenhänge zwischen bedeutsamen Ereignissen in Ihrem Leben zu sehen. Als psychologische Beraterin habe ich viele Menschen bei der Überwindung einer großen Bandbreite von Essschwierigkeiten begleitet. Ich fühle mich durch ihr Vertrauen geehrt und dadurch, dass sie mir erlaubt haben, ihnen zu helfen, dieses schwierige Problem zu bekämpfen.

Wenn ich an meine eigene Rolle als psychologische Beraterin denke, sehe ich mich als Lehrerin für Fallschirmspringen. Ich bin am Rücken des Fallschirmspringers mit einem extra Fallschirm befestigt, für den Fall, dass seiner nicht aufgeht. Ich lasse die Person entscheiden, wann sie springen will und wie schnell sie ihren Fallschirm öffnen will. Ich lasse sie nicht abstürzen, ermutige aber alle meine Klienten, auf sich selbst zu achten. Sie mögen Angst haben, und das ist in Ordnung. Ich erzähle Ihnen von diesem Bild, um zu zeigen, dass Profis wie ich dazu da sind, um zu helfen, nicht um zu urteilen, zu bewerten oder ihnen die Verantwortung abzunehmen.

Achtsames Essen: Hilfe im Notfall

Beim Schreiben dieses Buchs war es mir sehr wichtig, auch spezielle Hilfestellungen für »schwierige Momente« zu geben. In der Regel gewinnen meine Klienten außergewöhnliche Einsichten in die Ursprünge und Bedeutung ihrer Essprobleme, wenn Sie anfangen achtsam zu essen. Doch kommen sie wiederholt mit der gleichen Klage: »Was kann ich tun, wenn ich mir nicht mehr zu helfen weiß?« Die folgenden Beispiele geben einige Anregungen, wie Sie mit schwierigen Situationen umgehen können. Lesen Sie auch in den betreffenden Abschnitten nach, um sich die ausführlicheren Beschreibungen der einzelnen Herangehensweisen wieder vor Augen zu führen.

Szenario 1
Hilfe bei achtlosem Überessen

Sie haben stundenlang allein an Ihrem Schreibtisch über einem Projekt gesessen. Plötzlich kommt Ihnen das Versteck mit den Schokoriegeln in der untersten Schreibtischschublade in den Sinn. Sofort vergessen Sie, woran Sie arbeiten, und können nur noch an Schokolade denken. In der Vergangenheit hat das Öffnen der Schublade zu unkontrolliertem, achtlosem Essen geführt.

Hilfsschritte

1. *Achtsam meditieren:* Legen Sie eine Ad-hoc-Meditation ein. Unterbrechen Sie alles, was Sie gerade tun (legen den Stift weg, stöpseln das Telefon aus) und widmen dieser Frage Ihre volle Aufmerksamkeit.

2. *Atmen und Essen:* Drosseln Sie Ihr Tempo und machen eine kurze Atemübung. Sammeln Sie sich und werden sich Ihres Körpers und Ihrer Umgebung bewusst. Fragen Sie sich, was Ihr Atem Ihnen über Ihr Befinden sagt. Bringen Sie Ihre Aufmerksamkeit zum Atem, um sich wieder zu zentrieren und Ihr Gewahrsein zu heben.

3. *Achtsamer Hunger:* Fragen Sie sich: »Bin ich wirklich hungrig?« Achten Sie auf die körperlichen und logischen Anzeichen, die darauf hinweisen, ob Sie hungrig sind oder nicht. Wann haben Sie das letzte Mal etwas gegessen? Was sagt Ihnen Ihr Körper? Wenn die Antwort nein lautet, meditieren Sie über Ihre Gefühle. Langweilt die Arbeit Sie oder bereitet Ihnen das Projekt, an dem Sie gerade sitzen, irgendwelche Sorgen?

Was geht in Ihnen vor? Wie könnten Sie mit Ihren Gefühlen umgehen? Würde es helfen aufzustehen und einen kleinen Spaziergang zu machen? Ist Ihr Körper steif vom langen Sitzen? Täten Ihnen einige Dehnübungen gut?

4. *Achtsame Gelüste:* Wenn die Antwort ja lautet, denken Sie über die Wahlmöglichkeiten nach. Finden Sie heraus, was Sie wirklich essen möchten und wie viel davon Sie brauchen, um Ihren Hunger zu stillen.

5. *Achtsames Gewahrsein:* Stimmen Sie sich beim Essen auf all Ihre Sinne ein, seien Sie mit dem Essvorgang verbunden und mit Ihren Körperreaktionen auf das Essen.

6. *Achtsam handeln:* Überlegen Sie, was Sie sonst noch tun könnten. Was mag Sie ebenso »sättigen« wie Essen? Wenn Sie gelangweilt sind, brauchen Sie vielleicht eine Pause. Würde es helfen, eine Freundin anzurufen oder ein paar Minuten mit einem Kollegen zu sprechen? Treffen Sie eine bewusste Entscheidung.

7. *Achtsame innere Bilder:* Sie wissen, dass es früher zu tückischen Essgelagen geführt hat, wenn Sie angefangen haben, etwas Schokolade zu essen. Stellen Sie sich deshalb ein großes gelb-schwarzes Schild mit der Aufschrift »Gefahr« vor, das an dem Griff Ihrer Schreibtischschublade baumelt. Meditieren Sie über dieses Bild.

Szenario 2

Hilfe bei achtlosem Zu-wenig-Essen

Sie versuchen abzunehmen und haben deshalb heute Morgen das Frühstück ausgelassen. Ihr Magen knurrt, und Ihr Kopf fängt an zu pochen. Obwohl Sie gern etwas essen würden, gehen Ihnen viele Gedanken durch den Kopf nach dem Muster: »Du bist zu dick, um etwas zu essen.« Sie fühlen sich hin und her gezogen zwischen Ihrem Magen und den urteilenden Stimmen in Ihrem Kopf.

Hilfsschritte

1. *Achtsamkeit auf Ihren Körper:* Betrachten Sie Ihr Magenknurren als eine große rote Leuchtreklame, die blinkt: »Ich brauche Nahrung.« Wenn Ihr Magen sich geräuschvoll meldet, bedeutet das, dass Sie zu lange gewartet haben. Dadurch vergrößert sich die Gefahr achtlosen Essens. Unterbrechen Sie, was Sie gerade tun, und konzentrieren Sie sich vollständig auf die körperlichen Signale, die Sie erhalten. Seien Sie gewahr und beobachten. Merken Sie sich die Empfindungen, die Sie spüren, fürs nächste Mal. Durch sie werden Sie wissen, dass Sie wirklich Hunger haben. Atmen Sie.

2. *Achtsame Meditation:* Passen Sie auf, dass Sie nicht zu weit gehen. Überlegen Sie sorgfältig, was für Ihren Körper gut wäre und was Sie in diesem Moment brau-

chen. Verbinden Sie sich mit Ihrem Körper. Versetzen Sie sich in Ihren Körper und verstehen Sie, was er braucht. Beobachten Sie Ihre Gedanken, wie in Abschnitt #16 beschrieben.

3. *Achtsame Rede:* Hören Sie auf die Kommentare, die Ihnen in den Sinn kommen. Nehmen Sie Ihre Gedanken und Gefühle wahr, indem Sie sie sich bewusst machen. Benennen Sie sie, wenn sie auftauchen, als das, was sie sind: »bloß ein Gedanke« oder »bloß ein Gefühl«. Wenn Sie gerade einen persönlichen Angriff auf sich vornehmen, bremsen Sie sich und denken stattdessen an die körperlichen und emotionalen Folgen Ihres Handelns. Verwandeln Sie Ihre urteilende Sprache in ruhige, besänftigende Worte. Sprechen Sie dabei mit sich.

4. *Haben Sie Mitgefühl:* Sprechen Sie freundlich mit sich. Bedenken Sie, was Sie jemand anders sagen würden. Wenn es Ihnen selbst schwerfällt, liebevoll mit sich umzugehen, rufen Sie jemand an, der das kann. Kritik außen vorzulassen hilft die Situation mit einer offenen, achtsamen Haltung zu betrachten.

5. *Achtsamkeit auf Gefühle:* Stellen Sie das, was jetzt gerade passiert, in einen größeren Zusammenhang. Offensichtlich haben Sie Hunger. Aber was spielt sich in Ihnen noch ab? Denken Sie daran, was direkt vor diesem Augenblick passierte. Praktizieren Sie das »Rückwärts-

und-vorwärts-Durchgehen«, wie es in Abschnitt #27 beschrieben wurde. Denken Sie zunächst über den gegenwärtigen Augenblick nach und dann eingehend über Ihre Gefühle in den Momenten davor. Was hat diese Schwierigkeit ausgelöst?

6. *Sich selbst annehmen:* Essen kann eine Menge negativer Gefühle über sich und den eigenen Körper auslösen. Gestehen Sie sich in diesem Augenblick ein, dass Sie Ihren Körper auf irgendeiner Ebene einfach so annehmen müssen, wie er ist. Es liegt an Ihnen, sich dafür zu entscheiden. Sie müssen nicht alles an ihm lieben, um ihn zu achten und gut zu behandeln. Denken Sie darüber nach, dass Nahrung dazu beitragen wird, dass Ihr Körper gut funktioniert. Ihr Kopfschmerz wird aufhören. Benutzen Sie Ihre Phantasie, um sich vorzustellen, wo die Nahrung hinwandert, sobald sie in Ihrem Körper ist.

Szenario 3
Hilfe bei achtlosem chaotischem Essen

Ein paar Freunde sind zu Ihnen gekommen, um gemeinsam ein Video anzusehen und Pizza zu essen. Sie bestellen Ihre Lieblingspizza. Alle essen mehrere Stücke, was Sie dazu verführt, mehr zu essen, als Sie das normalerweise getan hätten. Nachdem Ihre Freunde gegangen sind, essen Sie noch ein Stück, obwohl Sie gar keinen Hunger mehr haben. Langsam verspüren Sie den Drang, die schwere Pizza und das Gefühl der Übersättigung loszuwerden.

Hilfreiche Schritte

1. *Achtsame Essreise:* Wenn Sie in achtloses Essen zurück verfallen, mag es sich so anfühlen, als würden Sie immer wieder von vorn anfangen, oder sogar noch schlimmer, als wären Sie völlig vom Pfad abgekommen. Das stimmt nicht. Wenn Sie einmal von Achtsamkeit erfahren haben, werden Sie es nicht mehr vergessen. Es geht darum, die Prinzipien immer wieder anzuwenden. In diesem Fall müssen Sie sich also vergeben. Die meisten Menschen befürworten »vergeben und vergessen«. Achtsamkeit tut das nicht. Stattdessen hält sie dazu an, zu »vergeben und anzunehmen«. Versuchen Sie nicht, Ihre Gefühle wegzuschieben. Nehmen Sie sie alle an.

2. *Achtsamkeit auf Ihren Körper:* Sich zu voll zu fühlen ist im Allgemeinen ein Grund, warum man den Drang verspürt, das Essen wieder loszuwerden. Eine gesündere Art, mit diesen unangenehmen Gefühlen umzugehen, ist zu meditieren. Halten Sie inne, und meditieren Sie über die emotionalen Anteile Ihrer Körpergefühle. Sich mit Ihren Gefühlen zu verbinden wird Ihnen helfen, sich beim nächsten Mal nicht zu überessen.

3. *Achtsamkeit auf Gefühle:* Der Drang abzuführen ist eine schnelle Methode, die Angst loszuwerden, die mit unnötiger Kalorienaufnahme einhergeht. Es ist wichtig achtsam zu sein und über den ganzen Abend nachzudenken. Welche Gefühle haben das achtlose Essen ausgelöst, besonders nachdem Ihre Freunde weg waren? Was verleitet Sie gewöhnlich zum Essen, auch wenn Sie gar keinen Hunger haben? Ist das ein Muster?

4. *Achtsamkeit auf die körperlichen Folgen:* Wenn Sie bemerken, dass Sie achtlos gegessen haben, entstehen negative Gefühle, die Sie dazu anstacheln abzuführen. Abführen ist eine gefährliche, achtlose Handlung. Wenn Menschen damit anfangen, sind sie sich ihrer negativen Gefühle und der physischen Reaktionen ihres Körpers noch bewusster. Mit der Zeit jedoch verlieren sie die Verbindung mit dem augenblicklichen Unbehagen des Abführens und denken nur noch daran, dass sie sich danach besser fühlen werden, beruhigt und erleichtert, dass die überzähligen Kalorien beseitigt sind. Erkennen Sie auf eine wertfreie Weise, was Abführen mit Ihrem Körper macht. Setzen Sie sich für Ihre Gesundheit ein.
5. *Achtsames Handeln:* Der Drang sich durch Abführen schnell ein besseres Gefühl zu verschaffen ist verführerisch und fühlt sich manchmal so an, als sei er schwer in den Griff zu bekommen. Deshalb ist es wichtig Ihren Geist auf andere Gedanken zu bringen. Gehen Sie aus dem Haus. Machen Sie einen Spaziergang, hören

Musik oder besuchen jemanden. Finden Sie eine beruhigende Beschäftigung, die Sie gefangen nimmt und Ihnen auf diese Weise hilft, wegen des ganzen Vorfalls nicht mehr so besorgt zu sein.

Szenario 4
Mitten in der Versuchung einen Schritt zurücktreten

Stellen Sie sich vor, Sie seien in der Küche und ringen mit der Versuchung, nach der Kekstüte auf dem Regal zu greifen. Sie denken: »Ich möchte nur einen für den Geschmack.« Die hier vorgestellte Technik hilft Ihnen, »einen Schritt zurückzutreten« und zu einer klaren Entscheidung zu finden. Sie ist eine gute Taktik, die Sie auf jedes schwierige Essdilemma anwenden können.

Hilfreiche Schritte

1. *Achtsam zurücktreten:* Stellen Sie sich vor, dass Sie bewusst einen Schritt von der Situation zurücktreten. Warum ist zurücktreten so wichtig? Wenn man gestresst oder überwältigt ist, neigt man dazu, auf »Automatik« umzuschalten, das heißt, in der gewohnten Weise zu essen oder sich wie üblich zu verhalten. Im Grunde »reagiert« man automatisch, statt alle relevanten und entscheidenden Informationen zu prüfen. Zurücktreten

hilft, überlegt und bewusst alle nötigen Informationen zu erhalten, so dass eine Reihe von Lösungsmöglichkeiten erkennbar wird. Wenn man zurücktritt, geht man aufmerksam und mit sorgfältiger Überlegung auf die Situation ein, statt roboterartig darauf zu reagieren. Finden Sie heraus, was Ihre »übliche Reaktion« wäre.

2. *Achtsame Rede:* Beschreiben Sie laut, was mit Ihnen innerlich wie äußerlich passiert. Gehen Sie ins Detail,und benutzen Sie viele Eigenschaftswörter. Stützen Sie sich auf Ihre Sinne: Augen, Nase, Ohren, Geschmack und Tastsinn. Gestalten Sie Ihre Beschreibung sehr anschaulich, als ob Sie es jemanden erzählen würden, der seine Augen geschlossen hat.
   Beispiel: »Ich möchte wirklich einen Keks. Ich stehe in der Küche vor dem Schrank. Ich befürchte, dass ich zu viel esse und die ganze Packung leer mache. Ich bin nervös, und meine Hände zittern. Ich schwitze vor Angst und laufe hin und her, weil ich nicht weiß, was ich tun soll.«

3. *Achtsames Annehmen:* Das »sechste« und wichtigste Sinnesorgan ist Ihr Geist. Beschreiben Sie, was Sie fühlen und denken. Bedenken Sie die Situation objektiv, ohne Bewertungen hinzuzufügen. Verfälschen Sie die Darstellung nicht, indem Sie sagen, was passiert, sei »schlecht« oder »falsch«. Gehen Sie liebevoll mit sich um.
   Beispiel: »Ich habe wirklich Hunger und bin frustriert. Das ist eine wirklich schwierige Situation für mich. In

der Vergangenheit endeten solche Situationen damit, dass ich mich richtig schlecht fühlte. Es ist in Ordnung, sich so zu fühlen.«

4. *Achtsames Denken:* Beschreiben Sie genau, was Sie möchten. Es in Worte zu fassen ist wie das Übersetzen eines fremdsprachigen Textes in die eigene Sprache. Vergegenwärtigen Sie sich die Situation, halten inne, und beschreiben Sie sie dann in Ihren eigenen Worten.
   Beispiel: »Ich möchte einen Keks essen, aber ich möchte keinen Essanfall bekommen oder zu viel essen. Wie ich fühle mich? Es stinkt mir richtig!«

5. *Achtsames Planen:* Beschreiben Sie Ihre Möglichkeiten. Bedenken Sie jedes mögliche Szenario.
   Beispiel: »Ich könnte mich über die Kekse hermachen, den Raum verlassen, etwas anderes essen, einen Keks essen und es dabei belassen, jemanden anrufen, fernsehen oder spazieren gehen.«

6. *Achtsame Entscheidung:* Beschreiben Sie Ihre Wahl. Entscheiden Sie sich. Stellen Sie sich diese Entscheidung bildlich vor und wie Sie sie ausführen werden.
   Beispiel: »Ich werde nur einen Keks essen und dann die Küche verlassen, damit ich nicht zu viele esse.« Schließen Sie Ihre Augen und stellen sich vor, wie Sie aus dem Raum gehen.

7. *Loslassen:* Beschreiben Sie, wovon Sie sich lösen müssen.
   Beispiel: »Ich fühle mich in dem Moment vielleicht nicht völlig befriedigt, aber wenn der Drang nachgelassen hat, werde ich mit mir zufriedener sein.«

Informationsquellen

Essen und Achtsamkeit
Besuchen Sie meine Web-Seite: www.eatingmindfully.com

Allgemeine Informationen zu Essproblemen finden Sie auf den folgenden Seiten:
www.mirror-mirror.org
www.aedweb.org
www.anred.com
www.nationaleatingdisorders.org
www.edreferral.com

Bundeszentrale für gesundheitliche Aufklärung
www.bzga-essstoerungen.de

Deutsche Gesellschaft für Ernährung e.V.
www.dge.de

Die im Buch angegebenen Fallbeispiele sind fiktiv oder die Namen wurden geändert, um die Identität der betreffenden Personen zu schützen.

Literaturhinweise

Alexander, W. 1997. *Cool Water: Alcoholism, Mindfulness and Ordinary Recovery*. Boston: Shambala Publications, Inc.

Bourne, E. 2008. *Arbeitsbuch Ängste & Phobien: Schritt-für-Schritt-Übungen und Meditationen zum Umgang mit Panik, negativen Selbstgesprächen, falschen Glaubenssätzen und Angst auslösenden Körperzuständen*. München, Goldmann.

Burns, D. 2006. *Feeling Good: Depressionen überwinden, Selbstachtung gewinnen: Sich wieder wohlfühlen lernen ohne Medikamente*. Paderborn, Junfermann.

Carlat, D.J. und C.A. Carmargo. 1991. *Review of bulimia nervosa in males*. In: *American Journal of Psychiatry* 148: 831–843.

Costin, C. 1999. *The Eating Disorder Sourcebook: A Comprehensive Guide to the Causes, Treatments, and Prevention of Eating Disorders*. 2. Auflage. Los Angeles: Lowell House.

Crow, S., Praus, B. und Thuras, P. 1999. *Mortality from eating disorders: A 5 to 10 year record linkage study*. In: *International Journal of Eating Disorders* 26: 97–101.

Gunarantana, B. Henelopa. 2001. *Eight Mindful Steps to Happiness*. Boston: Wisdom Publications.

Hayes, S., Wilson, K. und Strosahl, K. 2004. *Akzeptanz und Commitment-Therapie: Ein erlebnisorientierter Ansatz zur Verhaltensänderung*. München, CIP-Medien.

Hendrix, H. 2007. *So viel Liebe wie du brauchst: Der Wegbegleiter für eine erfüllte Beziehung*. Dörfles, Renate Götz Verlag.

Kabat-Zinn, J. 1998. *Gesund durch Meditation: Das große Buch der Selbstheilung*. Bern, München, Wien: O.W. Barth 1998.

Linehan, M. 2007. *Dialektisch-Behaviorale Therapie der Borderline-Persönlichkeitsstörung*. München, CIP-Medien.

Marcus, M. und McCabe, E. 2002. *Dialectical Behavioral Therapy (DBT) in the Treatment of Eating Disorders. Paper presented at the International Conference of Eating Disorders and Clinical Teaching Days*. Boston: 25. April 2002.

Robinson, P. und Strosahl, K. 2009. *Der achtsame und akzeptierende Weg aus Depressionen: Ein Arbeitsbuch zur Acceptance & Commitment Therapie (ACT)*. Paderborn: Junfermann.

Sandbeck, T. 1993. *The Deadly Diet: Recovering from Anorexia and Bulimia*. Oakland, Calif.: New Harbinger Publications.

Smolak, L., Levine, M. und Strigel-Moore, R. 1996. *Developmental Psychopathology of Eating Disorders: Implications for Research, Prevention and Treatment*. Hillsdale, NJ.: England Lawrence Erlbaum Associates.

Thich Nhat Hanh. 2007. *Gegenwärtiger Moment, wundervoller Moment*. Stuttgart: Theseus.

Thich Nhat Hanh. 2006. *Das Wunder der Achtsamkeit: Einführung in die Meditation*. Berlin: Theseus.

Wiser, S. und Telch, C. 1999. *Dialectical behavioral therapy for binge-eating disorder. Journal of Clinical Psychology* 55: 755–768.

Wolpe, J. 1958. *Psychotherapy by Reciprocal Inhibition*. Stanford, Calif.: Stanford University Press.

Zerbe, K. 1995. *The Body Betrayed: A Deeper Understanding of Women, Eating Disorders and Treatment*. Carlsbad, Calif.: Gurze Books.

Zindel, V. Segal, Williams, G. und Teasdale, J. 2008. *Die achtsamkeitsbasierte kognitive Therapie der Depression: ein neuer Ansatz zur Rückfallprävention*. Tübingen: dgvt-Verlag.

Danksagungen

Ein edler Mensch ist aufmerksam und dankbar für die Gunst, die ihm andere erweisen.

Der Buddha

Wenn man Achtsamkeit übt, sieht man es als seine Pflicht an, wachsam zu sein, und mit all seinen Handlungen, Gedanken und Gefühlen verbunden. Während ich das schreibe, ist mir bewusst, wie schwer es mir fällt, meinen Dank auszudrücken. Ich bin überwältigt von dem ungeheuren Ausmaß meiner Dankbarkeit und meiner Unfähigkeit, sie angemessen in wenige Sätze zu fassen. Ich hoffe, dass die von mir hier genannten Menschen ohnehin wissen, dass sie mir wichtig sind.

Ich bin meiner Familie dankbar. Sie haben mir einiges über Mitgefühl für Leiden beigebracht, besonders für die Schmerzen von Mensch und Tier. Am dankbarsten bin ich ihnen für die Möglichkeiten, die sie mir boten. Ich danke Carmela und Tom Albers, Angie Albers, Linda, Judd und Paul Serotta. Auch danke ich Jane Lindquist, Jason Greif,

Lynne Knobloch-Fedders, Giti Pieper, Brian Kayla, Steven Fink, Eric Lingenfelter, John Bowling und John, Rhonda und Jim Bowling. Victoria bin ich für ihre Freundschaft und ihren täglichen Zuspruch in beruflicher und persönlicher Hinsicht zu besonderem Dank verpflichtet.

Meine Supervisoren und Kollegen sind mir wegen ihres Vorbilds und Wissens stets gegenwärtig: Dr. Victoria Gould, Dr. Wendy Settle, Dr. Sandra Rhodes, Dr. Tony Bandele, Dr. Sally Spencer-Thomas, Dr. Sue Steibe-Pasalich, Dr. Savannah McCain, Dr. Trudie Heming und Dr. Noga Niv. Auch möchte ich New Harbinger Publications danken und besonders meinen Lektoren Kayla Sussell und Catharine Sutker. Schließlich möchte ich auch meine Klienten würdigen. Ich fühle mich durch ihr Vertrauen geehrt und danke ihnen dafür, dass sie so großzügig ihre Strategien achtsamen Essens mit mir geteilt haben.

Weitere Bücher zum Thema »achtsam essen«

Achtsam essen
Vergiss alle Diäten und entdecke die Weisheit deines Körpers

»Achtsam essen« unterstützt uns darin, wieder selbstverständlich und unverkrampft zu speisen. Basierend auf der jahrtausendealten Praxis der Achtsamkeit, fundiert in einem wahren Verständnis unserer Neigungen und Vorlieben, gelingt es Jan Bays, uns auf diesem oftmals schweren Weg zu begleiten und uns einzuladen, erneut der Weisheit unseres Körpers zu vertrauen.

Achtsamkeit hat die Kraft, unser Ringen um eine gesunde Ernährung zu transformieren und unseren Sinn für Genuss, Dankbarkeit und Befriedigung neu zu beleben. Denn es sind die geschmackliche Vielfalt, die Gerüche und auch die Gefühle, die uns helfen können, bei der Nahrungsaufnahme wieder zu einem inneren Gleichgewicht zurückzufinden.

Im Kontext aktueller ernährungswissenschaftlicher Forschungsergebnisse legt uns die Ärztin und erfahrene Meditationslehrerin in großer Klarheit dar, was Achtsamkeit ist und wie sie uns in Ernährungsfragen heilend leiten kann. Zahlreiche Übungen und Anregungen laden uns ein, mit uns und unserer Nahrung in größerer Tiefe in Kontakt zu kommen. So kann es uns gelingen, in unseren existentiellen Kämpfen rund ums Essen mehr und mehr eine mitfühlendere Haltung uns selbst gegenüber einzunehmen. Ganz gleich, ob Sie unter Übergewicht oder einer Essstörung leiden oder ihre Essgewohnheiten einfach nur bereichern wollen: Dieses Buch gibt uns hilfreiche Werkzeuge an die Hand, mehr aus unserem Leben zu machen, auch und gerade beim Essen.

216 Seiten
ISBN 978-3-86781-003-6
Arbor Verlag, Freiburg
www.arbor-verlag.de

Die im Buch vorgestellten geführten Übungen
halten wir online kostenlos für Sie bereit:

Entdecke die Weisheit deines Körpers
Kostenloser Audiodownload, gesprochen von Heike Born
www.arbor-verlag.de/Thema/Achtsam-essen/praxisprogramm/download

Der achtsame Weg zum Idealgewicht
50 Alternativen zum Essen als Seelentröster

Sind Sie einsam, hungrig oder schlecht gelaunt? Oft ist es genau dieser Mischmasch von Gefühlen und Gedanken, in dem wir beginnen, Essen als Beruhigungsmittel einzusetzen. Susan Albers erklärt uns, weshalb Essen als Gefühlsstütze langfristig nicht glücklich macht und wie wir unseren Geist und Körper nutzen können, um emotionalem Essen zu begegnen. Denn anstatt weiterhin in unserem Kühlschrank nach Trost und Rückhalt zu suchen, gibt es wirksame Techniken, den Seelenhunger zu befriedigen.

Susan Albers hält für uns 50 alltagstaugliche Tipps und Tricks bereit, die konkret, zuverlässig und leicht umzusetzen sind. Bewältigungsstrategien, die unser Herz wirklich mit Zufriedenheit und Freude erfüllen und uns so von der Last des Ersatz-Essens befreien. Wir erkennen, wie wir mit Unbehagen umgehen, unsere oftmals irreführenden Gedanken verändern und unseren Körper entspannen können. So erledigt sich der emotionale Kohldampf automatisch und die Lebensfreude kehrt zurück.

304 Seiten
ISBN 978-3-86781-085-2
Arbor Verlag, Freiburg
www.arbor-verlag.de

Die Schokolade habe ich mir jetzt aber verdient!
Die 50 häufigsten Diät-Ausweichmanöver und wie man ihnen nicht auf den Leim geht

Wir sind sehr kreativ, wenn es darum geht, unser Frustessen zu rechtfertigen und achtsame, ausgeglichene und gesunde Essgewohnheiten zu vermeiden. Wir kommen nach einem stressigen Tag nach Hause und denken: »Diese Schokolade habe ich mir jetzt aber verdient!« oder wir sind längst satt, aber dennoch davon überzeugt: »Ich kann nicht aufhören zu essen – es schmeckt einfach zu gut!« Für einen kurzen Moment befriedigt das Essen – tröstet und entspannt uns –, bis es schwer im Magen liegt und sich dann nach einiger Zeit auf der Waage bemerkbar macht.

Susan Albers, eine der entspanntesten Expertinnen auf dem Gebiet des achtsamen Essens, zeigt uns, wie wir unsere Tricks und Kniffe nach und nach entlarven können, um sie irgendwann gar nicht mehr zu brauchen. Denn es gibt Alternativen, die es uns leicht machen, nicht zur Süßigkeitenpackung oder in den Kühlschrank zu greifen.

304 Seiten
ISBN 978-3-86781-084-5
Arbor Verlag, Freiburg
www.arbor-verlag.de

Essen, trinken, achtsam genießen
Praxisübungen für ein Leben im Gleichgewicht

Inmitten unseres ruhelosen Alltags »rauschen« wir oft nur so durch die Mahlzeiten: Hier mal eben schnell zwischendurch einen kleinen Happen »einschieben«, um dann bei nächster Gelegenheit wieder maßlos »reinzuhauen«. Wie es uns trotz aller Widrigkeiten gelingen kann, das Tempo zu drosseln und das, was wir essen, auch zu schmecken und zu genießen – davon handelt dieses Buch.

Essen, trinken, achtsam genießen bietet uns Tipps, Übungen und Checklisten, die helfen, mit einem achtsamen Essprogramm zu beginnen, den eigenen Fortschritt einzuschätzen und sich ein gesünderes und facettenreicheres Verhältnis zum Essen zu erschließen.

336 Seiten
ISBN 978-3-86781-009-8
Arbor Verlag, Freiburg
www.arbor-verlag.de